虚损录

木　梓◎编著

山东科学技术出版社
www.lkj.com.cn

图书在版编目（CIP）数据
虚损录 / 木梓编著. -- 济南 : 山东科学技术出版社, 2024. 11. -- ISBN 978-7-5723-2365-2
Ⅰ. R255.5
中国国家版本馆 CIP 数据核字第 20242NQ749 号

虚损录

XUSUN LU

责任编辑：孙雅臻

主管单位：山东出版传媒股份有限公司
出 版 者：山东科学技术出版社
地址：济南市市中区舜耕路 517 号
邮编：250003 电话：（0531）82098088
网址：www.lkj.com.cn
电子邮件：sdkj@sdcbcm.com
发 行 者：山东科学技术出版社
地址：济南市市中区舜耕路 517 号
邮编：250003 电话：（0531）82098067
印 刷 者：三河市南阳印刷有限公司
地址：三河市杨庄镇杨庄村
邮编：065299 电话：（0316）3654999

规格： 32 开（145 mm × 210 mm）
印张： 6 **字数：** 129 千 **印数：** 1~50 000
版次： 2024 年 11 月第 1 版 **印次：** 2024 年 11 月第 1 次印刷
定价： 39.80 元

前言

对于每个人来说，健康自始至终都是一种难能可贵的宝藏。只有保持身体健康，我们才能在学习、工作和生活中拥有更好的精力，也才能在属于自己的人生赛道上跑出好成绩、创造出好成就。

然而，随着现代生活节奏的日益加快，人们承受的各种生活压力与日俱增。在如此重压之下，许多人的生活方式、生活习惯以及生活节奏被打乱，不规律饮食、通宵熬夜等错误的生活方式，都会导致我们的身体受到严重损耗。

随着各种不适症状的出现，我们的健康亮起了“红灯”。在这种情况下，一种传统的养生概念慢慢进入人们的视线，那就是“虚损”。

所谓“虚损”，是我国传统中医养生领域的一种重要理论，通常被看作是人体正气不足、阴阳失调、气血津液亏虚等症状的外在表现。然而，“虚损”指的并不是人体的某个单一病症，而是从人体的多方面角度出发，去概括身体各个机能出现的包括损耗、虚弱乃至失衡等症状在内的一种亏损状态。

当今社会，无论是年纪尚小的孩童，还是每天疲于奔波的职场打工者，抑或是上了年纪的中老年人，他们的身体或多或少都会因为日常损耗而出现“虚损”的可能。所以，为了帮助不同年龄阶层、不同身体状况的人群了解“虚损”及其理论和应用，我们特意编写了《虚损录》这本书。

本书以专业权威的中医学理论书籍为参考，共分为九章，主要包括虚损的基础理论、局部虚损的证治、整体虚损的证治以及虚损的科学养生方法等内容，采用由点带面、层层递进的方式，向广大读者深度剖析虚损理论在当今社会的实际应用。

同时，为了提升本书的可读性和趣味性，书中还开设了“健康问号”“病例在线”“中医解读”“养生百科”“思维导图”等阅读版块。每个版块都严格围绕不同小节的主题和内容展开，并多角度、全方位地对虚损的理论知识进行权威解读。此外，书中还绘制了生动的插图，力求让读者在阅读文字内容的过程中，获得图文并茂的阅读体验，以此增强对书中内容的理解和吸收。

最后，希望每一位读者都能对虚损有一个全面系统的认识，同时能将书中的理论知识应用到实践生活中去，以虚损理论为基础，更好地调理自己的身体，为今后的工作生活打下坚实的基础！

目 录

第五章　肝主疏泄，肝病虚证证候

第六章　脾胃虚损，脾胃病虚证证候

第七章　肺居胸中，肺病虚证证候

第八章　肾主华发，肾病虚证证候

第九章　科学养生，改善虚损

第一章
了解虚损，有的放矢

在当今这个快节奏的社会中，我们常常忙于紧张的工作，加班熬夜变得司空见惯，方便快捷的快餐随处可见，而运动却少得可怜。久而久之，我们开始频繁感到疲惫，稍微运动一下就气喘吁吁；记忆力似乎也大不如前，老是忘东忘西；晚上辗转反侧，难以进入熟睡的状态。这些平时我们容易忽视的情况，可能正反映了一个关键的健康问题——虚损。

虚损的定义

健康问号

问： 虚损是什么？

答： 虚损是指因为身体内部器官功能减弱，以及阴阳、气血、津液等平衡被破坏所引起的一系列健康问题的总称。简单来说，“虚”是身体逐渐变差的过程，“损”则是身体变差的严重阶段。天生体质差、后天生活习惯不好、过度劳累等因素，都会导致身体元气被逐渐消耗。如果长时间无法恢复，最终就会出现各种身体虚弱的症状。

病例在线

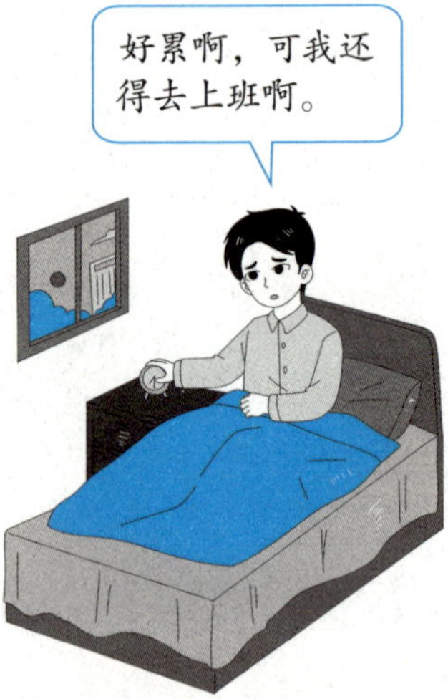

小明是个工作很拼的上班族，为了让自己过上更好的生活，他经常加班到很晚。每天早上，当闹钟响起的时候，他总是觉得特别累，但还是硬着头皮起床去上班。

在公司里，小明整天都对着电脑，几乎没有时间站起来活动。午饭通常随便点个外卖，快速吃完后继续工作。晚上回到家，他已经累到没力气做一顿有营养的晚餐，只是吃点儿泡面或者冷冻食品。到了周末，小明本想放松一下，但又被朋友聚会和家里的杂事占满了休息时间。

慢慢地，小明发现自己的身体开始不对劲儿了。他常常觉得头晕，走几步路就喘得厉害。工作的时候也很难专心，记性也变得很差。晚上更是睡不好，总是翻来覆去难以入睡。为此，小明陷入了困惑，他不知道自己的身体出了什么问题。

中医解读

虚损的表现

虚损是很多人在看病时经常会遇到的健康问题，其中最常见的表现就是感觉身体没力气。人们会觉得自己的身体十分沉重，疲惫不堪，手脚也使不上劲儿，就算休息充足也还是这样。只要稍微一活动就会感觉很乏力，抵抗力也变差了很多。

除了以上症状，有的人会慢慢变瘦，但也有人会变胖，肌肉变得松软。不仅如此，他们的脸色也会变差，要么苍白，

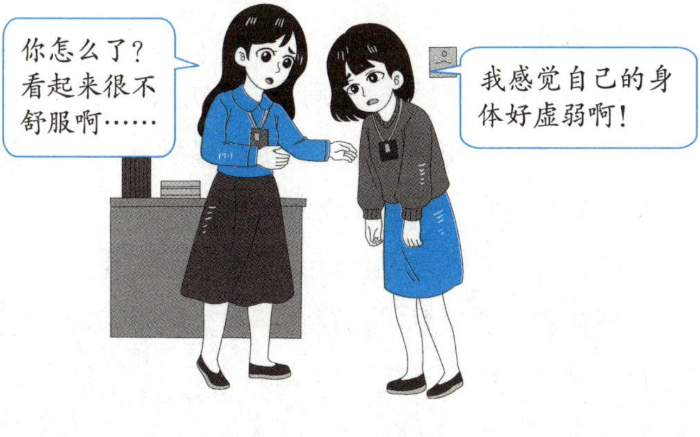
你怎么了？看起来很不舒服啊……
我感觉自己的身体好虚弱啊！

要么泛黄，或者看起来暗淡无光。头发也会变得干枯稀少，连眉毛、睫毛都可能变少。一段时间后，皮肤也会变得干燥、粗糙、不紧绷，容易出现皱纹、斑点等问题。

养生百科

虚损的分类

在中医里，虚损可以分为气虚、血虚、阴虚、阳虚四种。

1. 气虚

主要表现为乏力，不想说话，容易出汗，头晕，稍微活动就会很乏力。气虚又分为以下几种。

肺气虚：除了上面的气虚症状，还伴有咳嗽，气短气喘，咳痰，痰呈白色，容易感冒。

心气虚：心悸，胸闷气短，活动后症状更明显。

脾气虚：吃得少，腹胀，大便稀，身体懒，不想说话。

肾气虚：腰膝酸软，小便次数多，颜色淡，晚上也会频繁起夜。

2. 血虚

主要表现为脸色白或者黄，嘴唇颜色淡，头晕眼花，心慌，睡眠不好，手脚发麻。女性月经量少，颜色淡，或者月经延后，甚至闭经。血虚又分为以下几种。

心血虚：心悸气短，睡不好，容易忘事。

肝血虚：头晕耳鸣，视物不清，指甲不好，手脚发麻。女性月经量少，颜色淡。

3. 阴虚

主要表现为身体里的阴血不足，容易发热。人会变瘦，口干，脸热红，手足心热，晚上出汗，小便黄，大便干。阴虚又分为以下几种。

肺阴虚：干咳，痰少又黏，有时带血，声音嘶哑，晚上出汗。

心阴虚：心跳加快，心烦意乱，睡眠不好，手足心热，晚上出汗。

胃阴虚：胃隐隐作痛，不想吃东西，口干，大便干。

肝阴虚：头晕耳鸣，眼睛干涩，看不清，肋骨附近隐痛，手足心热。

肾阴虚：腰膝酸软，头晕耳鸣。女性月经量少或者闭经。

4. 阳虚

主要表现为身体阳气不足，功能减退。人会怕冷，脸色白，乏力，容易出汗，口里没味道，小便清，大便稀。阳虚又分为以下几种。

心阳虚：除了阳虚症状，还会心慌，胸口闷或者痛。

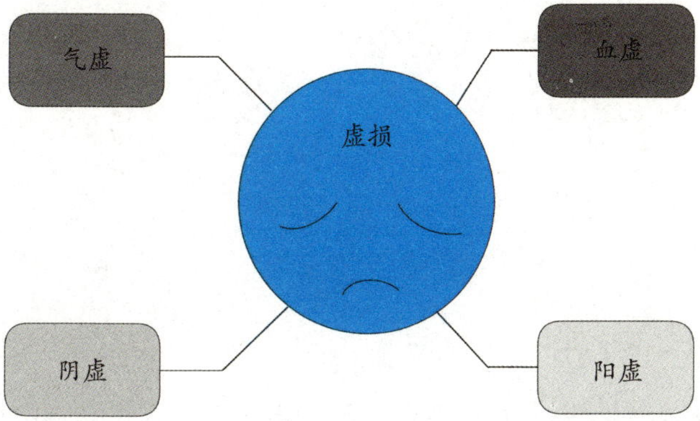

脾阳虚：吃得少，小腹胀痛，喜欢热性食物，怕冷，大便稀。

肾阳虚：腰膝冷痛，平时特别怕冷。女性可能宫寒不孕。

思维导图

- 虚损表现
  - 身体
    - 神疲乏力，少气懒言
    - 消瘦或肥胖
    - 皮肤干燥粗糙
    - 毛发干枯
  - 精神
    - 精神萎靡
    - 记忆减退
    - 烦躁失眠
  - 感官
    - 头晕耳鸣
    - 视力下降
    - 味觉、嗅觉减退
  - 其他
    - 心悸、心慌、气短
    - 畏寒、烦热盗汗
    - 免疫力下降
    - 大便溏薄或干结

虚损的病因

健康问号

问：先天禀赋不足为什么会导致虚损？

答：如果一个人出生时身体不好，这可能是父母身体弱、经常生病，或者怀孕时年纪大，身体变差，导致给孩子的“生命力”不够。这些都会导致孩子天生身体不好，体质羸弱，生命力不足。

病例在线

张华自幼体质较弱，是因为其父母在生育张华前工作劳累且年龄较大，体质有所衰退。所以，张华自出生后就食欲不佳，消化功能也一直不太好。在成长过程中，张华经常感冒发烧，每次生病都需要较长时间才能恢复。随着年龄的增长，张华发现自己稍微劳累就会感到心悸，还会出现自

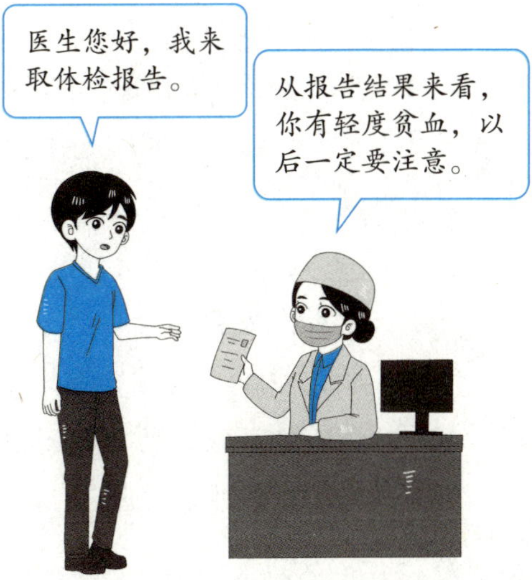
医生您好，我来取体检报告。
从报告结果来看，你有轻度贫血，以后一定要注意。

汗、乏力的情况。自从参加工作后，张华的身体状况就越来越差。他时常感到头晕目眩，记忆力也有所下降。在一次体检中，他被查出轻度贫血。

由于父母怀孕时年龄偏大、劳累等因素导致精血不足，所以张华先天禀赋虚弱。如果脾胃功能不足，就会表现为食欲不振、消化困难，津液、气血及阴精化生之源匮乏；如果心气禀赋不足，稍微劳累就会出现心悸、自汗、乏力。再加上成年后工作压力大，生活不规律，进一步加重了张华身体虚损的状况。

中医解读

虚损的病因——妊娠失养

妊娠失养主要分为两种情况：胎儿没养好和胎儿发育不全。

1. 胎儿没养好

胎儿没养好的原因有很多：可能是妈妈身体弱，气血不足，胎儿也随之虚弱；或者是妈妈在怀孕时不小心摔倒了，伤了胎儿；又或者是宝宝没足月就出生了。这些都会导致宝宝出生后身体弱，气血不足，容易生病。

2. 胎儿发育不全

胎儿发育不全就是胎儿在子宫里发育时出了问题，导致身体或内脏有缺陷或畸形。这可能是近亲结婚或妈妈怀孕时生病、摔倒等多种原因造成的。

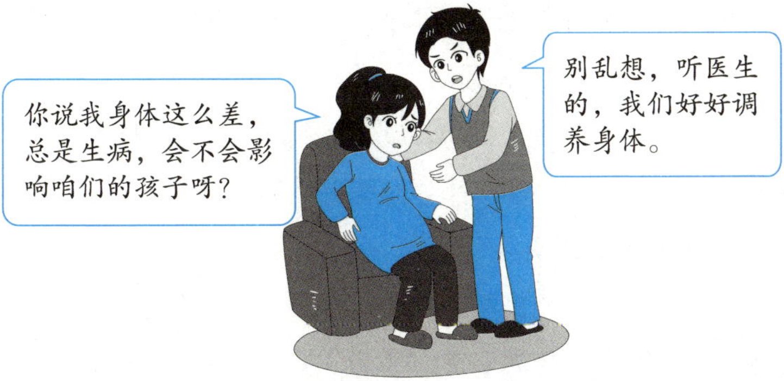
你说我身体这么差，总是生病，会不会影响咱们的孩子呀？
别乱想，听医生的，我们好好调养身体。

养生百科

后天因素导致的虚损

中医认为，虚损的产生不仅与先天因素有关，也有很多后天因素，其中包括病邪等多种因素。比如风、寒、暑、湿、燥、火等，还有时疫病毒、情绪失当、饮食不当、过度劳累、痰饮、气结、瘀血以及外伤等，这些都会直接或间接地伤害我们的正气，让身体变得虚损。

1. 滥用补药让人虚损

补药是补虚的，如果滥用就会出问题。有些人身体本来不虚，但滥用补药反而会伤身体。诸如人参、鹿茸这些大补的药，如果滥用会导致阴阳失衡，引发更多问题。

2. 情绪让人虚损

情绪太激动也会让人生病。比如喜、怒、忧、思、悲、恐、惊等情绪，一般情况下不会让人虚弱。如果情绪太强烈，超出了身体能承受的范围，或者身体本来就弱，调节情绪的能力也差，这时候情绪就会变成让人虚弱的“凶手”。

3. 饮食不当让人虚损

饮食不当也会让人生病，比如吃得太饱，或长时间饥饿，或饮食不干净、偏食等，都会伤脾胃，影响健康。

4. 过度劳累或清闲让人虚损

不管是在工作还是学习中，都要学会劳逸结合，过度劳累或清闲，都不利于身体健康。劳逸失宜会让脏腑、气血、津液失常，从而引发疾病。

5. 治疗不当让人虚损

生病后，如果治疗不及时或方法不对，病邪就会长时间滞留在身体里，消耗正气。比如腹泻、痢疾等疾病，如果不及时治疗，就会伤脾胃，引发更多问题。如果温热病治不好，还会伤阴津、伤阳气，甚至危及生命。

6. 外感病邪让人虚损

外感病邪比如风、寒、暑、湿、燥、火等，它们在正常情况下不会伤人，但要是病邪太强或机体虚弱，就会让人生病。如果人们反复被这些病邪侵袭，身体就会越来越弱。此外，时疫病毒也会变成“热毒”，先伤肺胃，再伤肝肾，有时候还会伤阳气，甚至致命。

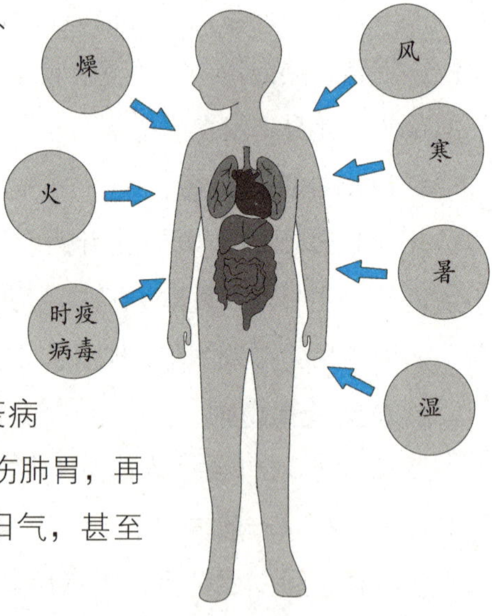

7. 其他原因让人虚损

除了上述原因，还有很多其他原因也会导致身体虚弱，比如外伤、慢性失血等。所以，在治疗时，我们要仔细查找病因，对症治疗。

思维导图

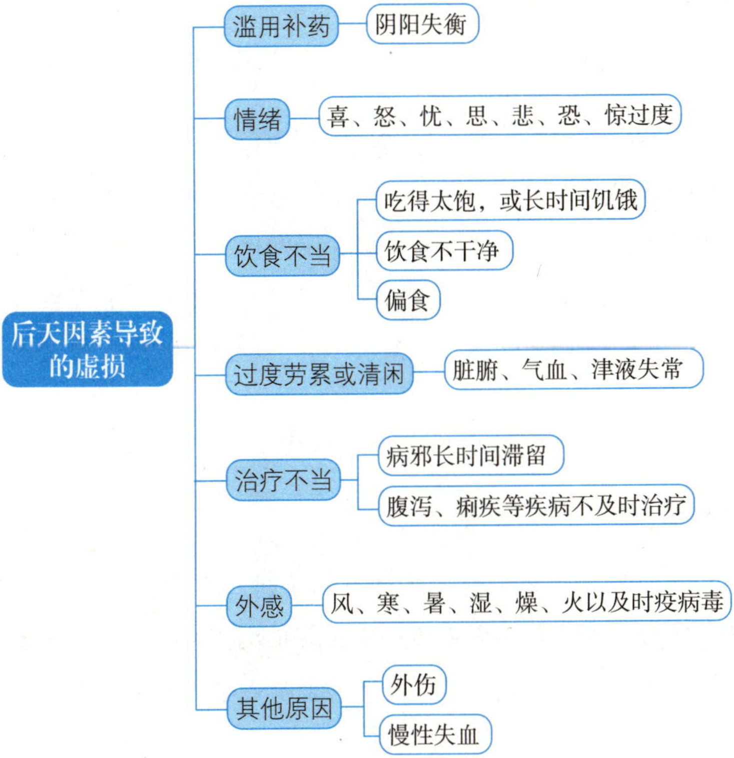

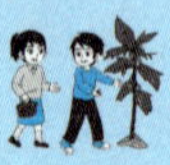

虚损发病的表现与规律

健康问号

问：虚损的表现有哪些?

答：从整体上看，患者会感到很虚弱，全身没力气，即使休息够了也觉得乏力，做事情很容易劳累。患者的身体通常比较瘦弱，体重会下降，肌肉也会变少。如果是孩子，生长发育会比同龄人慢，个子小、体重轻；如果是大人，可能会越来越瘦，脸色也不好，看起来苍白、发黄或者暗淡等。

病例在线

小李是一位年轻的职场白领，平时工作非常忙碌。为了节省时间，他常常在路边摊随便买点儿吃的对付一下，或者干脆点外卖，那些油腻且不太健康的食物成了他日常饮食的主要部分。

随着时间的推移，小李的身体出现了一些问题。他总是觉得身体乏力，每天只走几步路，就会感到异常疲倦。他的脸色变得苍白，没有了往日的活力。在工作中，他也很难集中精力，效率大大降低。于是，他来到医院，经过一系列检查后，医生告诉他，他的身体出现了虚损的症状，问题的根源很可能在于他长期不健康的饮食习惯，从而导致脾胃功能受损。脾胃是人体重要的消化器官，负责接纳和消化食物，并将食物中的精华转化为气血，滋养全身。然而，由于小李的脾胃受纳与运化功能因不良饮食而受损，水谷精微的生成与输送大受影响，引发气血化源不足，进而出现气血虚损等症状。

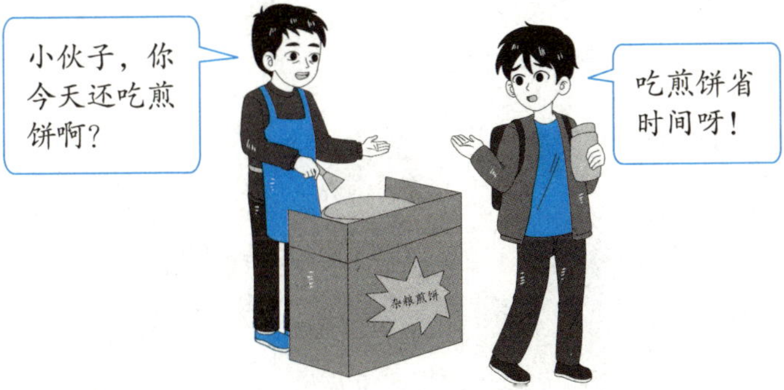
小伙子，你今天还吃煎饼啊？
吃煎饼省时间呀！
杂粮煎饼

中医解读

虚损的发病规律

虚损可能是由长期慢性消耗、气血不足、脏腑功能失调等引起的，主要有以下三种发病规律。

1. 气血虚弱通常从脾胃开始

如果脾胃功能出现问题，比如变得虚弱，它们转化食物为气血的能力就会随之下降，导致气血不足。因此，很多气血虚弱的情况都可以追溯到脾胃的虚弱上。

2. 外感导致的虚弱会影响心肺

外来的病邪，如风寒、风热等，常常会通过皮肤、口鼻进入身体，并影响肺和心。这些病邪可能会消耗肺胃的津液，或者损伤肺脾之气，进而影响心肺功能。严重时，可能会进一步影响脾肾的阳气，形成阳虚证。

3. 情绪导致的虚弱会伤害肝肾

长期的忧虑、愤怒等负面情绪会对身体造成伤害，特别是肝脏和肾脏。如果这种情况得不到及时治疗，肝肾的阴精亏损加剧，可能会出现内热、虚火上炎等问题，进一步消耗全身的阴津和营血，使身体更加虚弱。

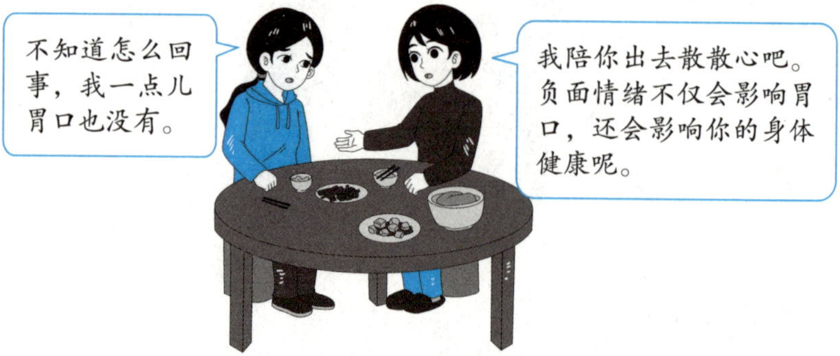
不知道怎么回事，我一点儿胃口也没有。
我陪你出去散散心吧。负面情绪不仅会影响胃口，还会影响你的身体健康呢。

养生百科

虚损发病的特殊规律

每个人的差异，包括个人的体质（比如天生的身体条件、脏腑功能的强弱）、性别、环境等外部条件，都会对虚损的发生和恢复产生很大影响。

1. 体质的特殊性

体质阳虚的人，往往心肾阳气不足，脾气也不足，这使得他们在应对疾病时，容易出现气化功能不畅，水湿停留，体内寒气增加，进而加剧阳气的消耗。相反，体质阴虚的人，体内肺胃津液不足，肝肾阴血也亏虚，虚火容易上炎，阳气也容易亢进。这种体质的人生病时更容易上火，进一步消耗津液和阴精，形成严重的阴虚症状。在外表上，他们的皮肤和孔窍缺乏滋润，身体逐渐消瘦，对温热燥邪的抵抗力也会降低。

2. 性别的特殊性

在日常生活中，如果男性过度劳累、过量饮酒等，容易导致身体耗气伤阳。具体来说，这些损伤往往影响心、脾、肾等脏腑。相比之下，女性特有的生理现象，比如经血过多、胎产崩漏等，都容易导致阴血的消耗。因此，女性虚损之证常涉及心、肝、脾、肾等脏腑，并常常影响冲、任、督、带等奇经八脉，表现出更为复杂的病理变化。

3. 地区的特殊性

在北方地区，气候多寒冷干燥，寒冷容易侵袭人体并损伤阳气；干燥则容易消耗阴津。因此，北方地区的正气虚损多以阳气受损为主，还可能伴有阴津的亏损。在南方地区，气候则多温热潮湿，高温导致人体容易出汗，从而消耗津液和正气；

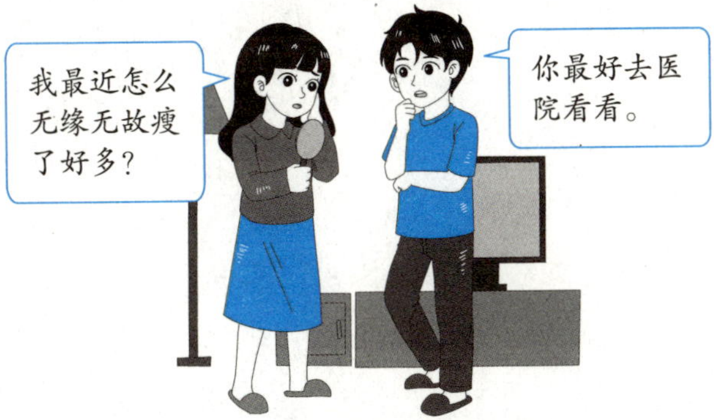
我最近怎么无缘无故瘦了好多？
你最好去医院看看。

湿气则容易阻碍脾胃阳气的运行，导致脾胃功能失调出现气津两亏的症状。

思维导图

- **虚损发病的特殊规律**
  - 体质的特殊性
    - 体质阳虚：心肾阳气不足，脾气弱，易感受寒邪、消耗阳气
    - 体质阴虚：肺胃津液不足，肝肾阴血亏虚，易干燥上火，皮肤和孔窍缺乏滋润、身体消瘦
  - 性别的特殊性
    - 男性：易耗气伤阳，影响心、脾、肾等脏腑
    - 女性：易消耗阴血，涉及心、肝、脾、肾等脏腑，影响冲、任、督、带等奇经八脉
  - 地区的特殊性
    - 北方地区：气候寒冷干燥，易损伤阳气，易消耗阴津
    - 南方地区：气候温热潮湿，易出汗，消耗津液和正气；湿气易阻碍脾胃阳气运行，气津两亏

虚损病证的转变规律

健康问号

问： 虚损的转变机制主要受哪些因素驱动？

答： 主要有两个因素：一是身体是一个整体，相邻的脏腑或生理系统容易互相产生影响，进而引发一系列新的疾病；二是某些脏腑或生理系统在生理功能上紧密相连，它们之间互相依赖，如果其中一个受损，另一个也容易受到影响。

病例在线

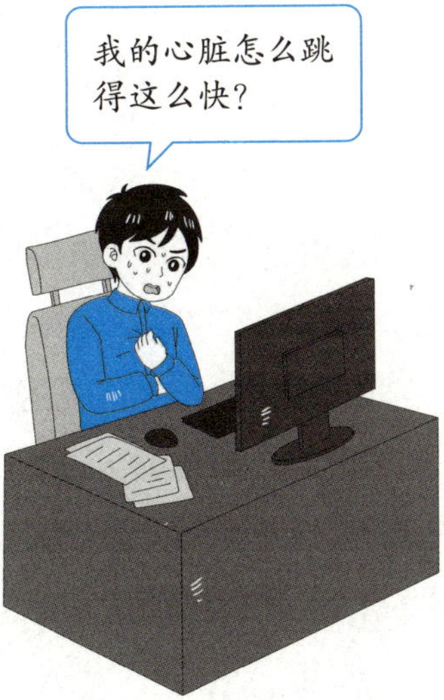

小张是个年轻的上班族，因为工作压力大，经常加班熬夜，吃饭也不规律。正是这些不良的生活习惯，逐渐让他的身体出了状况。

起初，小张只是觉得容易疲劳，提不起精神，他以为是工作太辛苦，就没太当回事。

有一天，小张在工作时突然

心跳加速，感觉喘不过气。他赶紧去了医院，医生仔细做了检查，并告之身体出现了虚损的迹象。

医生说，由于小张长期生活不规律，导致脾胃出现了问题。脾胃是人体很重要的脏腑，负责消化食物，把食物里的营养转化成气血，以滋养全身。但现在小张的脾胃功能变差，营养吸收受到影响，导致气血不足，从而影响心脏。心脏长期得不到足够的营养，心血不足，心脏的功能就会变差。这样一来，心脏里的阴阳平衡被打破，形成了复杂的虚弱状况。

中医解读

脏腑虚损的转变

人体内的各个脏腑之间关系紧密又微妙，如果一个脏腑出现问题，这就意味着它的问题可能会影响其他脏腑的功能，导致病情变得复杂多变。

1. 脏腑内部气血津液的变化

每个脏腑里都有气血津液，它们可以保持脏腑的健康。一旦脏腑受损，不管是津液、阴血减少还是阳气受损，如果长时间没恢复，就会在脏腑内部引起一系列反应，导致津液、气血、阴阳失去平衡，互相拖累，使虚损情况变得更糟。

2. 脏腑之间的相互影响

当脏腑受损时，不管是单独一个脏腑还是多个脏腑受影响，时间一长，都有可能会打破脏腑间相互制约、相互滋养的平衡，产生一系列的病理变化，这就是脏腑虚损的转变。

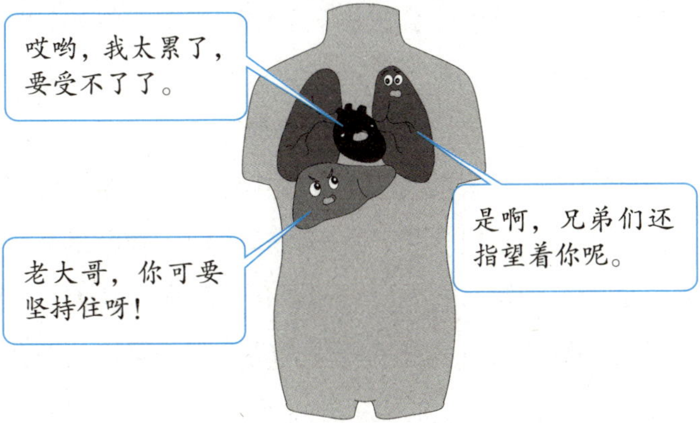

养生百科

阴阳转化与虚损

人体的各种形态与功能大体上可以分为阴阳两类，其中，五脏扮演着尤为重要的角色。心肺位于身体的上焦，心负责精神活动，肺则掌管呼吸，它们共同维持着人的精神与气息，因此多呈现出属性为阳的特征；肝肾位于下焦，肝负责储存血液，肾则储存生殖之精，这些精血在下焦汇聚，所以多表现出属性为阴的特征；脾胃则位于中焦，它们既有属性为阳的特征，也有属性为阴的特征，连接着上下，协调着各方的功能，是阴阳升降转换的关键环节。

阴阳之间的转变虽然起因于形态与功能的失衡，并相互影响，但其具体表现则广泛体现在脏腑之间的相互作用与影响上。

1. 当阳气功能（如心肺）受损时，往往会影响阴精的化生功能（如肝肾）。心肺功能相辅相成，如果心脏长期虚弱，血脉不畅，精神异常，肺气也会失去正常的宣发与肃降功能，导致气血瘀滞，全身气机不畅。久而久之，心火无法温煦脾胃，脾胃得不到滋养；另外，肺气虚弱也会导致脾胃气机不畅。这样一来，上焦心肺的亏损就会逐渐影响中焦脾胃。中焦脾胃一旦受损，阳气不振，气机堵塞，甚至水湿停留，就会逐渐生成阴寒之气。此时，脾胃转运水谷精微、化生阴血以滋养肝肾的能力就会减弱，导致五脏六腑的精华无法下藏于肾，久而久之，肝肾阴血也会亏损。

2. 当阴精（如肝肾）受损时，往往会影响阳气功能（如心肺）。肝肾是阴血的根本，当肝肾阴血不足时，就容易产生虚火，向上干扰中焦脾胃，消耗其阴液。同时，肝气不畅也会侵犯到胃。久而久之，脾胃就会变得虚弱。脾胃虚弱后，其运化水谷精微以滋养心肺的能力就会减弱。加上虚火持续上扰，更增加了心肺的负担。这样一来，心肺得不到滋养，阳气无法由阴血化生，最终导致心肺阳气不足。

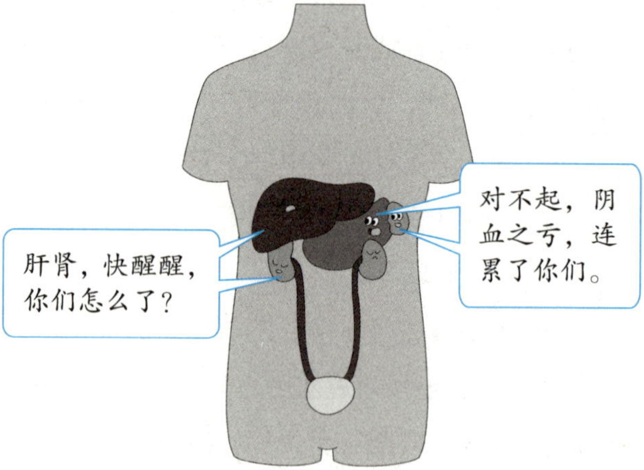

思维导图

- 阴阳
  - 阴阳分类与五脏对应
    - 上焦（属阳）
      - 心（主宰精神）
      - 肺（负责呼吸）
    - 中焦（可阴可阳）
      - 脾胃（连接上下，协调四方）
    - 下焦（属阴）
      - 肝（储存血液）
      - 肾（储存生殖之精）
  - 阳亏导致阴损
    - 心肺虚弱
      - 血脉运行不畅
      - 精神失常，肺气宣发肃降功能失常
    - 气血瘀滞，导致全身气机不畅
    - 心火无法下降，温煦脾胃能力减弱
    - 肺气虚弱导致脾胃气机郁滞
    - 中焦脾胃受损，阳气不振，水湿停留，阴寒生成
  - 阴亏导致阳损
    - 肝肾阴血不足
      - 虚火产生，向上干扰中焦脾胃
      - 肝气不畅，横逆犯胃
    - 脾胃虚弱
      - 运化水谷精微，滋养心肺能力减弱
      - 虚火持续上炎，增加心肺负担
    - 心营受损，肺津耗散
    - 心肺得不到滋养，阳气无法由阴血化生，心肺阳气不足

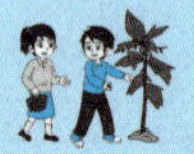

虚损的积极预防与治疗原则

健康问号

问：虚损的治疗原则是什么？

答：在治疗虚损的过程中，医生们都遵循一个基本原则，那就是虚则补之，即哪里虚就补哪里。在这个原则的基础上，他们根据中医的阴阳平衡理论，创造了很多不同的治疗方法。对于那些精气不足的人，医生们会强调“用有营养的东西来补”，也就是通过吃有营养的食物或药物来调养身体。如果身体的阳气不足，医生们就会主张“用温性的方法来增强”，也就是用能够温暖身体、驱散寒气的方法来增强阳气。

病例在线

李文是个工作繁忙的上班族，由于长期高强度的工作状态和不规律的生活习惯，他的身体慢慢地被拖垮了。他开始不想吃东西，消化功能也变差，身体日渐消瘦。这时他才意识到身体可能出了大问题，于是去看医生。

医生仔细做了检查，并告诉李文，他出现了虚损。如果不重视，任其发展，可能会影响工作，甚至危及生命。不仅如此，由于身体正气不足，脏腑功能变差，抵抗力也会大幅下降，容易生病。医生建议李文合理安排工作时间，避免过度劳累，每天保证足够的睡眠，让身体得到休息。同时还要注意饮食均衡，多吃蔬菜、水果、坚果等营养丰富的食物。针对李文阳气不足的问题，医生建议他用温暖身体、驱散寒气的方法来治疗，并建议李文适当做运动，比如散步、瑜伽，以增强体质。

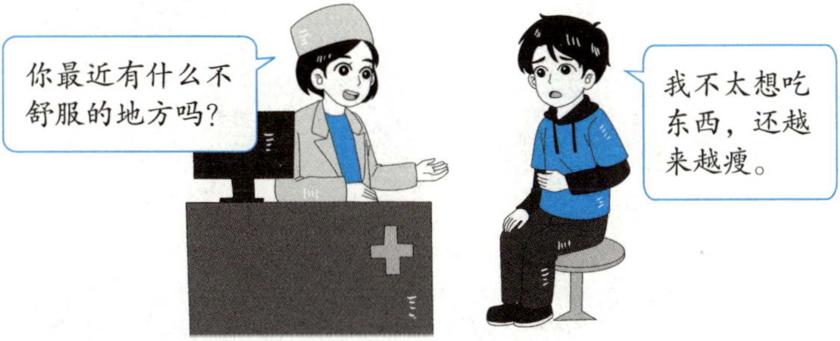
你最近有什么不舒服的地方吗？
我不太想吃东西，还越来越瘦。

中医解读

预防虚损的方法

为了有效预防虚损，采取科学合理的方法至关重要。

1. 增强内在力量，防止虚弱产生

预防虚损的关键在于，加强和保护好身体里的内在力量，也就是正气。要做到这一点，需要从两个方面努力：一是积极增强正气，二是避免做那些让正气变弱的事情。

2. 平衡活动与休息，增强内在力量

“动”和“静”是健康生活的两个重要部分，它们互相补充。其中，“动”包括适量的身体运动、体育锻炼以及积

极的脑力活动，“静”则是指必要的休息、放松和高质量的睡眠。

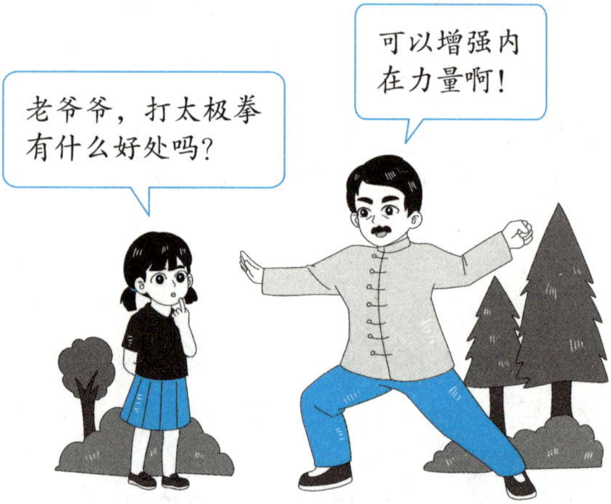
老爷爷，打太极拳有什么好处吗？
可以增强内在力量啊！

养生百科

调节脾肾与虚损治疗

在中医理论中，脾和肾被视为两个重要的器官，很多中医专家都高度重视，并对它们进行了深入研究。它们不仅与人的成长、衰老紧密相关，而且在疾病，特别是虚损类疾病的开始、发展、变化以及治疗过程中起着至关重要的作用，有时甚至能决定疾病的最终走向。

脾胃负责制造人体所需的气血、阴精和阳气，这就要求它们能够有效地接收、消化和输送食物。同时，脾胃还掌控着体内气机的升降流动。在治疗虚损类疾病时，脾胃的健康状况直接关系到疾病的进展情况。一个健康的脾胃能够阻止虚损疾病的进展，使治疗过程更加顺利有效。在治疗过程中，常采用增强食欲、强健脾胃、补中益气、温暖脾胃、滋养胃阴等方法，目的是调理脾胃的功能，提高药物的吸收效果，同时确保食物中的营养能够顺利输送到全身。此外，保持饮食的平衡和适量，对于预防虚损疾病、保持健康和延长寿命也非常重要。

肾被视为生命的根本，储存着元阴和元阳这两种基本生命物质。肾精的转化能够产生阳气，温暖并激发全身脏腑的功能，为脏腑活动提供动力。不仅如此，肾精还能转化为阴液，构成人体的基础形态，保持身体的强健和精神的饱满。因此，肾脏的健康直接关系到身体和精神的生理功能。针对这种情况，临床治疗常采用温肾补阳、增强阳气的方法来提升肾脏的气化功能。同时，也会采用滋养肾脏、补充肾精的方法，促进阴血的生成，从而全面调理虚损状态。

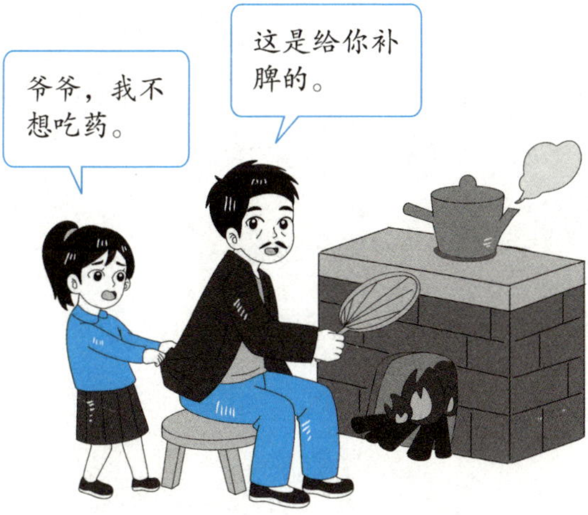

思维导图

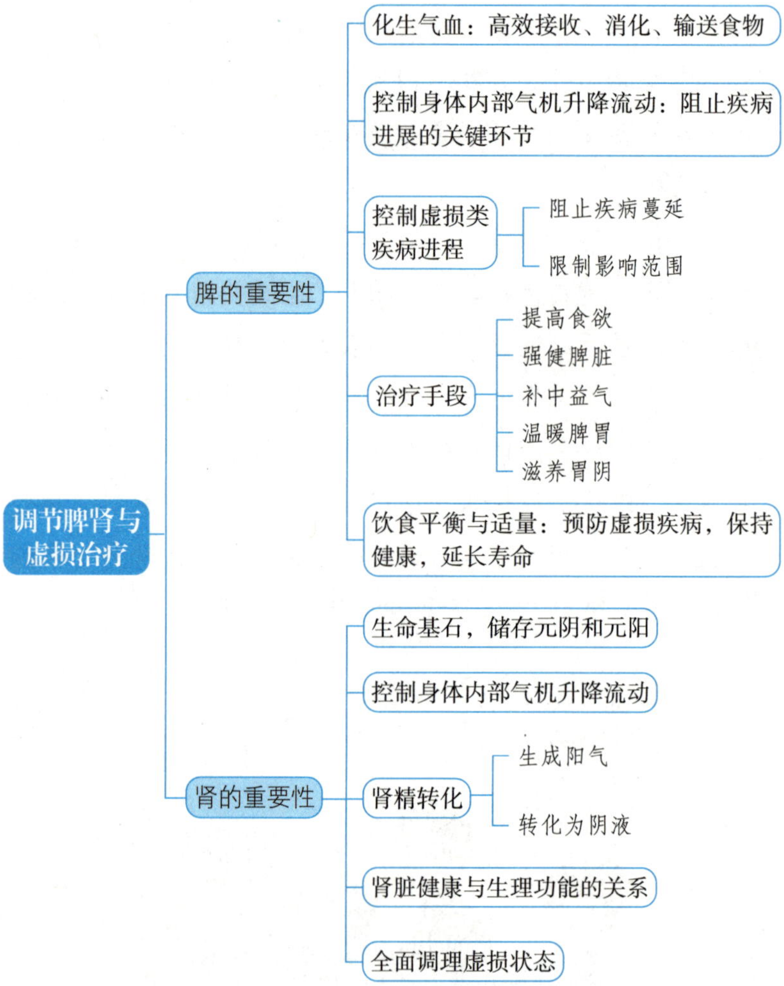
调节脾肾与虚损治疗
脾的重要性
化生气血：高效接收、消化、输送食物
控制身体内部气机升降流动：阻止疾病进展的关键环节
控制虚损类疾病进程
阻止疾病蔓延
限制影响范围
治疗手段
提高食欲
强健脾脏
补中益气
温暖脾胃
滋养胃阴
饮食平衡与适量：预防虚损疾病，保持健康，延长寿命
肾的重要性
生命基石，储存元阴和元阳
控制身体内部气机升降流动
肾精转化
生成阳气
转化为阴液
肾脏健康与生理功能的关系
全面调理虚损状态

第二章

局部虚损，把握脏腑证治

如果虚损只发生在身体的某一个脏腑，我们就称之为“脏腑虚损”；如果虚损的影响扩大到了两个或更多的脏腑，并且这些症状之间有了相互的联系，我们就称之为“脏腑虚损兼病”。以上两种情况都属于身体局部出现了虚损。

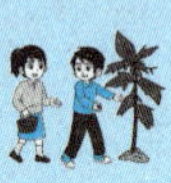

心脏虚损，对症下药

健康问号

问： 心脏虚损有哪几种？

答： “心”负责管理血液循环并主宰精神意识，就像是身体的“最高统帅”和“生命之源”，也是所有脏腑功能的主要调控者。“心虚”指的是心脏功能可能出现的多种虚弱状态，就像其他脏器一样，心脏也可能在气、血、阴、阳等方面出现不足，具体表现为心气虚弱、心血不足、心阴亏损、心阳虚弱等情况。

病例在线

有一段时间，林悦觉得自己的身体有些不对劲儿，但他又说不上具体是哪里的问题。

一天，林悦正在书房里看书，突然听到邻居家传来的拍桌子声。他的心猛地一慌，仿佛有一只小鹿在胸腔里乱撞。林悦捂着胸口，好一会儿才缓过神来。

之后，林悦也没把此事放在心上。后来，林悦又发现自己稍有劳累，就会感觉呼吸困难。有一次，他只是去院子里浇了浇花，就开始呼吸吃力，喘气困难，心跳也加速起来。他看着自己微微发白的脸色，心中充满了担忧。

为了确认自己的身体状况，林悦决定去看中医。老中医仔细地观察了林悦的舌头，只见他的舌头颜色淡白，舌苔很薄，舌边还有齿痕。老中医缓缓地说道：“你这是心气虚的症状。心气不足，心神不宁，所以神志方面才会出现问题，容易被惊吓。而且劳累后就会出现呼吸困难、心跳加速的现象。”

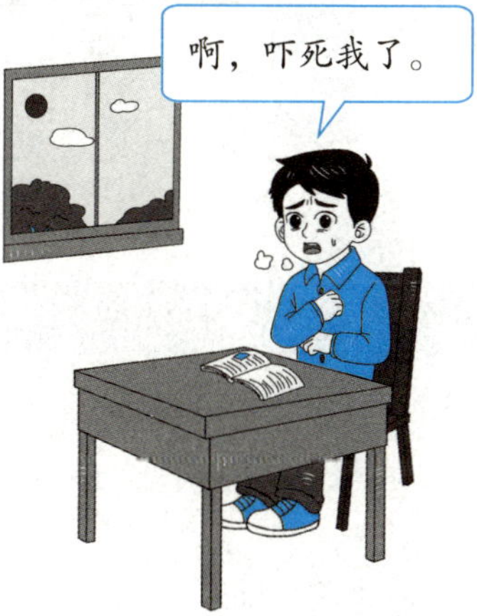

中医解读

心脏出现问题的原因

按照中医的看法，心脏出现问题往往是因为它缺少了必要的滋养，即中医所说的气、血、阴、阳这些物质。如果心气虚，心脏就难以维持正常的跳动；如果阴血不足，心脏就像汽车在没有油的情况下空转；如果气阴两虚，问题就会更加复杂多样；如果心阳虚，心脏的气、血、阴都会变得不足。因此，导致心阳虚的那些因素也会在不同程度上引发心气虚、心血虚以及心阴虚的状况。

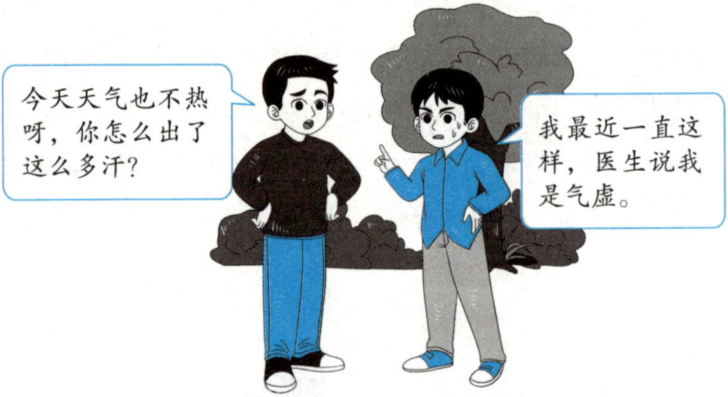
今天天气也不热呀，你怎么出了这么多汗？
我最近一直这样，医生说我是气虚。

养生百科

如何调养才能不“心虚”？

1. 心气虚与心血虚的调理

如果你感觉心脏虚弱或气血不足，可以尝试用玉灵膏来调养。具体的制作方法是：把 300 克龙眼肉和 30 克西洋参（也可以按 10 ：1 的比例调整）拌匀，放在碗里，隔水蒸 4 小时以上。每天吃一小勺，用开水冲服。如果你经常心神不定，可以根据情况加点炒酸枣仁、茯苓、桑椹等。

2. 心阴虚的调理

心阴虚的人在夏季要特别注意保养心脏，因为中医理论认为，夏季对应心，心火较旺，人容易出汗。虽然出汗有助于降温和排出体内废物，但出汗过多会伤津液。心阴虚的人在夏天更要提前补血，可以吃当归、龙眼肉或玉灵膏。对于气阴两虚的人，建议服用生脉饮，它能滋养心气、气阴双补，特别适合夏天服用。如果气阴两虚严重，可能会导致心律失常，这时服用生脉饮可能效果不佳，需要用炙甘草汤来调理。

3. 心阳虚的调理

心阳虚的人需要特别注意日常生活调理，比如合理运动、饮食滋补、艾灸、服用药物等。

（1）合理运动：运动时注意时间和地点，避免寒湿重或雾霾严重时外出，可以在室内运动。

（2）饮食滋补：多吃温阳的食物，如当归生姜羊肉汤。在冬天，吃羊肉火锅时可以加点生姜、花椒等温阳调料。

（3）艾灸：经常在家做艾灸能让阳气更旺盛，这是温阳的好方式。

（4）服用药物：张仲景的《金匮要略》中曾提到，瓜蒌薤白白酒汤可以治疗心阳亏虚引起的心脏疼痛。但需注意的是，这些方法只适合心阳虚的人，因为心阴虚的人容易上火，所以不能用。

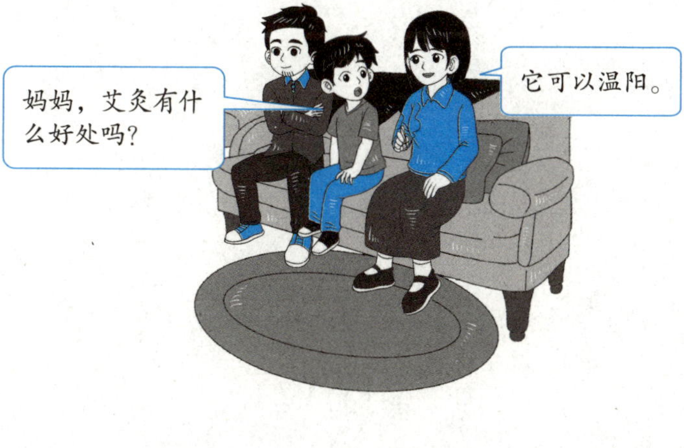

思维导图

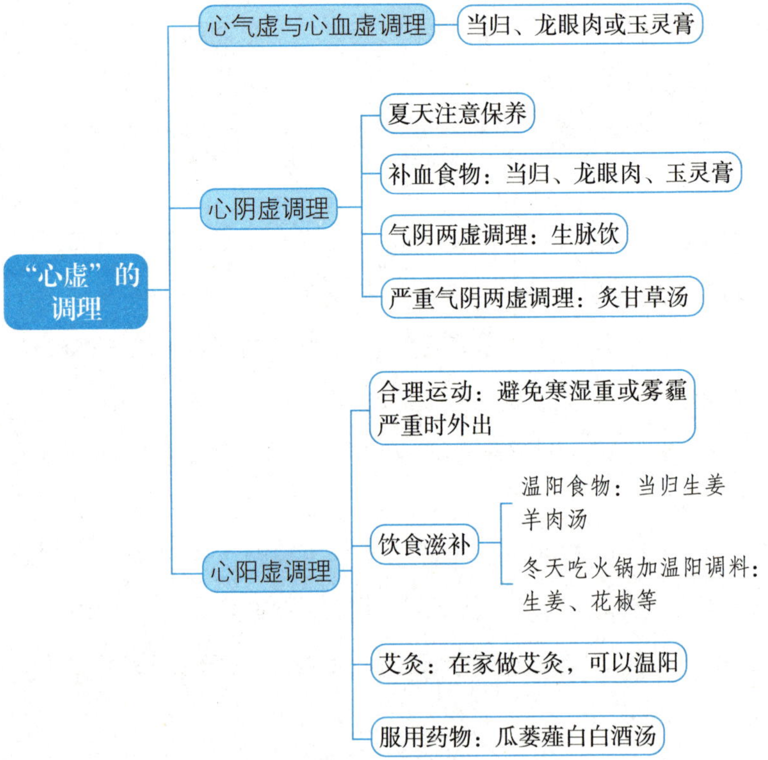
“心虚”的调理
心气虚与心血虚调理
当归、龙眼肉或玉灵膏
心阴虚调理
夏天注意保养
补血食物：当归、龙眼肉、玉灵膏
气阴两虚调理：生脉饮
严重气阴两虚调理：炙甘草汤
心阳虚调理
合理运动：避免寒湿重或雾霾严重时外出
饮食滋补
温阳食物：当归生姜羊肉汤
冬天吃火锅加温阳调料：生姜、花椒等
艾灸：在家做艾灸，可以温阳
服用药物：瓜蒌薤白白酒汤

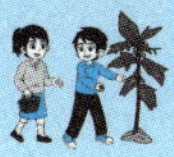

肝脏虚损，重视养好肝

健康问号

问： 肝脏虚损有哪些类型?

答： 第一种是肝血虚。症状包括感到天旋地转或眼前发黑，晚上难以入睡或频繁做梦，四肢关节不灵活，指甲缺乏光泽，皮肤粗糙干燥。此外，还包括舌头的颜色偏淡，舌苔发白，脉搏虚弱等。

第二种是肝阴虚。症状包括头晕目眩，头痛，容易生气或烦躁，晚上难以入眠，脸部和头部感觉发热，口干、喉咙干，视力模糊或夜间视力差，眼睛干涩或有红血丝。舌头的颜色偏红，舌苔少，脉搏细小且快速。

第三种是肝血虚。症状包括肋骨附近隐隐作痛或胀痛持续不断，尤其在劳累后加重，精神不振，情绪低落，容易疲劳，小腹胀满且食欲不振，大便不成形。舌头颜色通常偏淡且略胖，舌苔发白或腻，或呈现淡白色，脉搏虚弱或细小无力。

病例在线

晓萱是一个工作狂，常常加班到深夜。最近，晓萱总是感觉身体有些不适。有一次，她在地铁上蹲了一会儿，起身时差点儿摔倒，旁边的人关切地问：“你是不是贫血了？”

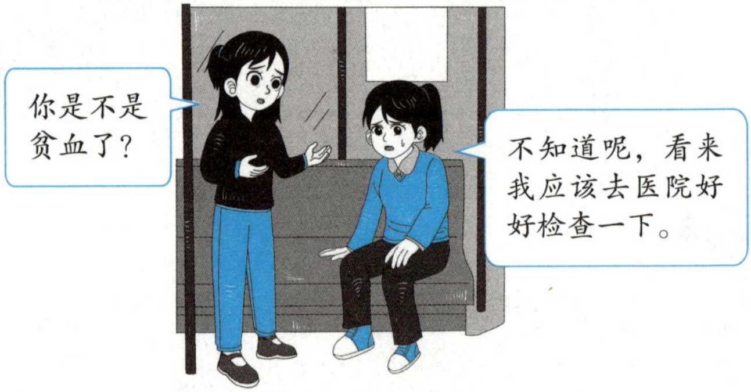
你是不是
贫血了？
不知道呢，看来
我应该去医院好
好检查一下。

晓萱心里也泛起了嘀咕：我是不是贫血了？她看着镜子里自己苍白的脸色，毫无血色的嘴唇，全身也感觉使不上劲儿，无力感笼罩着她。慢慢地，她的四肢关节开始僵硬，有时候还会觉得肌肉疼痛。她的指甲也失去了往日的光泽。

不仅如此，晓萱还发现自己的月经量也越来越少，甚至有几个月出现了经闭的情况。于是，晓萱决定去看医生，经过诊断，医生告诉她，这是肝血虚的症状。原来，长期的劳累和压力，使得晓萱肝脏的藏血功能受到了严重的影响。由于肝血不足，体内的血液无法充盈，导致她出现了眩晕、失眠、多梦等一系列症状。

中医解读

血虚与贫血

虽然贫血在中医里没有直接对应的病名，但常被视为一种血虚的表现。中医认为，血是维持生命活动的重要物质，它包含身体需要的各种养分，不仅能滋养内脏，也能到达身体的各个部位。简单来说，血虚就是血液不够多或者不够充足。造成血虚的原因有很多，其中肝血不足是一个很重要的原因。肝脏负责储存血液，如果肝血不足，可能会导致类似贫血的症状。需要注意的是，血虚不一定就是贫血，但贫血的人一定存在血虚的情况。

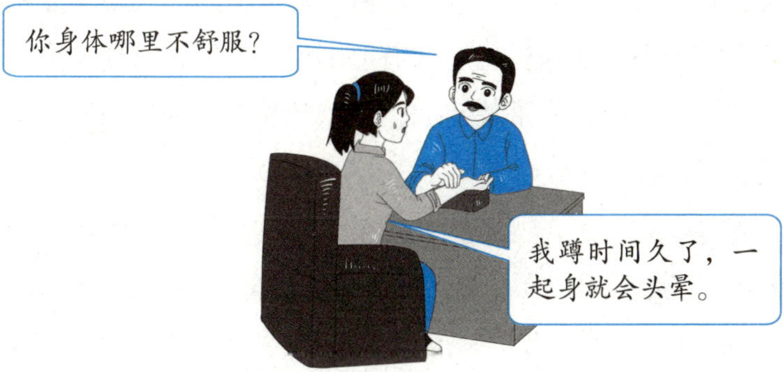
你身体哪里不舒服？
我蹲时间久了，一起身就会头晕。

养生百科

肝 脏

作为人体五脏之一，肝脏的任务非常繁重。从西医角度看，肝脏是我们体内最大的“解毒工厂”，我们吃的食物需要肝脏来解毒，各种营养的分解和代谢也离不开肝脏的参与。

从中医角度看，肝脏就像是一个“血库”，它储存血液，并根据需要向全身输送。如果肝脏不好，就会出现各种与血液有关的问题，比如贫血、皮肤出血、月经不调等。同时，肝脏还负责调节全身的气机，如果这个功能出现异常，人的情绪、消化功能等都会受到影响。

现代生活的快节奏、高压力以及不健康的饮食和生活习惯，都会给肝脏带来负担。如果不及时为肝脏“减压”，它的功能就会下降，甚至引发各种疾病。

中医认为，肝脏“体阴而用阳”，意思是肝脏的物质基础（如肝血、肝精）是功能（如肝气、肝阳）产生的基础。就像机器需要加油才能运转一样，肝脏也需要充足的物质来支持其功能。如果肝气疏泄失常，或者肝阳活动异常，出现头痛、眩晕、易怒、耳鸣、失眠等症状，我们就需要从补肝阴入手来解决这些问题。

如果阴血不足，肝脏的功能就会失常，气机逆乱，血液可能随气上逆导致鼻出血，或者下泄导致崩漏。这时，我们可以通过补血来滋养肝脏，使肝气条达。食用一些滋补药膳可以有效补血，比如加入鸡血藤等药膳。鸡血藤能够大补气血，尤其擅长补肝血，同时还能活血，具有滋阴潜阳、活血化瘀的双重功效，是一味很好的养肝护肝中药。

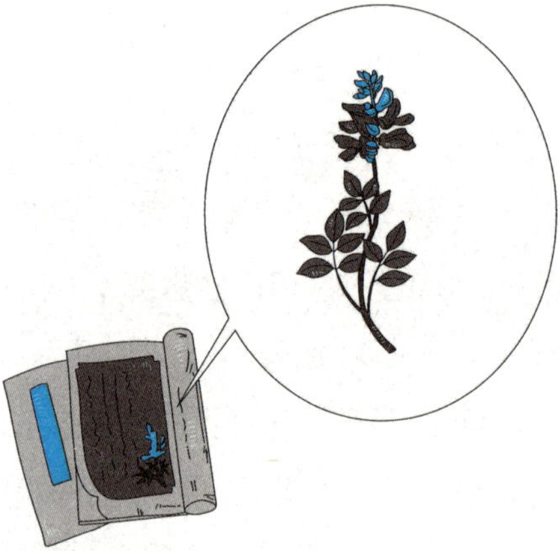

思维导图

- 肝脏功能及其养护
  - 西医角度
    - 解毒工厂：食物解毒、营养分解代谢
  - 中医角度
    - 血库：储存血液、向全身输送
    - 调节全身气机：影响情绪、消化功能
    - 阴血充足的重要性
      - 功能失常：头痛、眩晕等症状
      - 补血滋养肝脏：使肝阳保持正常
      - 补血方法：滋补药膳
  - 现代生活负担：快节奏、高压力以及不健康的饮食和生活习惯
  - 为肝脏减压：及时养护肝脏，防止功能下降引发疾病
  - 肝脏“体阴而用阳”
    - 物质基础（肝血、肝精）是功能基础
    - 需要充足的物质支持肝脏功能

脾脏虚损，食补有妙招

健康问号

问： 脾虚的成因有哪些?

答： 脾虚的成因有很多，比如可能是遗传等先天条件造成的，也可能是因为日常生活中的饮食、习惯等后天因素所引起的。一般来说，湿邪、忧思、不节制的饮食、药物等，都可能导致脾虚。

病例在线

马方经常加班到深夜，吃饭时间也很不规律。早餐几乎不吃，午餐要么吃快餐，要么就在开会时快速解决，晚餐则多应酬，不仅大鱼大肉，还会喝很多酒。

过了一段时间后，马方开始感觉身体不对劲儿。他发现自己胃口变差了，吃点儿东西就感到肚子胀，特别是饭后，那种胀满的感觉让他很难受。他每天都感觉身体很沉重，四肢无力。

在工作上，马方也不如以前那么有活力了。他总是觉得没力气说话，不想和同事交流。看着镜子里自己气色越来越差，马方感到非常困惑和担心。他的脸色发黄，人也瘦了很多，有时候早上起床后，眼睛还有点儿肿。

马方去看了医生，经过一系列询问和检查，医生告诉他这是脾气虚弱的症状。因为长期饮食不规律和过度劳累，再加上频繁的应酬，导致脾气受损，运化功能减弱。

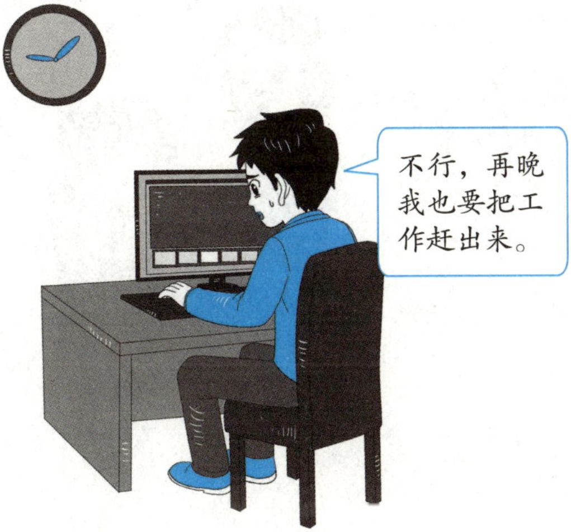

中医解读

脾　阴

脾阴有两种含义：第一，它代表脾脏里储存的水谷精微、阴液这些营养物质；第二，它是与脾阳相对应的一个概念，指的是脾脏里那种能让人沉静、抑制、收敛的物质，它既不是纯粹的血，也不是纯粹的气，而是介于这两者之间的一种物质。

脾阴虚和胃阴虚都会让人有阴虚的表现，比如晚上出汗，低热，手足心热，舌头红，津液少，脉搏细弱等。不过，脾阴虚的人通常还会有大便不正常、腹胀、不想吃东西、吃东西没味道、脸色不好等这些消化不良的症状。胃阴虚的人则主要表现为胃部隐隐作痛，感觉饿但又不舒服，舌头红、津液少或没舌苔，脉搏又细又快。

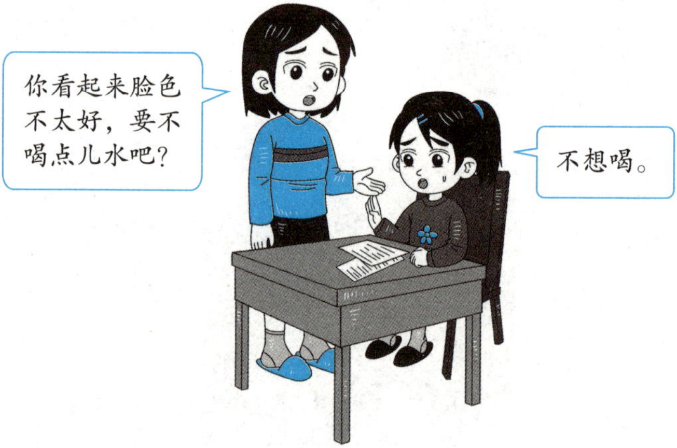

养生百科

进补

现代人很重视补养身体，但人有五脏六腑，该从哪里开始补起呢？如果你肾虚或心气虚的症状很养明显，那就要有针对性地进补。不过，对于大多数人来讲，特别是女性朋友，补脾是个好方法。

比如，如果你特别容易感冒，天气不热时也容易出汗，风一吹就生病，这种体质就要及时补脾。因为脾和肺关系紧密，脾健康了，肺气也就足了，免疫力自然也就提高了。再比如，你经常失眠，感觉头晕眼花，中医可能会说是“心血不足”，这时候也要从补脾开始。因为脾气足了，吃进去的食物才能化生气血，心血才会充足。只有这样，心神才能安定，人也就能睡个好觉了。在这种情况下，中成药“人参归脾丸”是个不错的选择。

对于我们来说，补脾是个既实用又可靠的补养方法。补脾的药物通常性质温和，而且很多都能当作食物吃，比如山药、莲子、小米、薏苡仁、芡实、大枣等。所以，在日常生活中，我们可以通过饮食来补脾，既方便又有效。

补脾气的食物有：山药、牛肉、粳米、泥鳅、豇豆、红薯、马铃薯、香菇等。

补脾阳的食物有：鸡肉、栗子、糯米、白扁豆、猪肚、大枣等。

补脾阴的食物有：蜂蜜、菠菜、鲈鱼、莲子等。

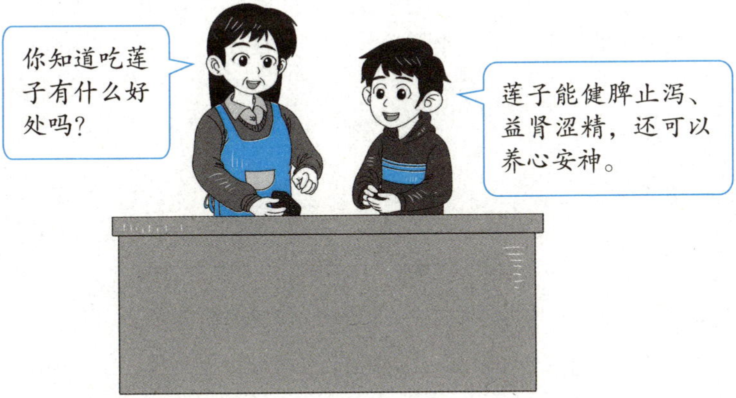
你知道吃莲子有什么好处吗？
莲子能健脾止泻、益肾涩精，还可以养心安神。

思维导图

- 现代人进补指南
  - 针对性进补
    - 肾虚
    - 心气虚
  - 普遍推荐：补脾
    - 脾虚的普遍性（尤其是中国女性）
    - 补脾益处
      - 提高免疫力
      - 改善失眠、头晕
      - 中成药推荐：人参归脾丸
    - 补脾药物：性质温和，多可药食两用
    - 补脾食物的分类
      - 补脾气：山药、牛肉、粳米、泥鳅、豇豆、红薯、马铃薯、香菇等
      - 补脾阳：鸡肉、栗子、糯米、白扁豆、猪肚、大枣等
      - 补脾阴：蜂蜜、菠菜、鲈鱼、莲子等

肺脏虚损，注重滋阴补肺

健康问号

问： 肺有哪些主要功能？

答： 肺可以让我们吸入新鲜空气，呼出二氧化碳，确保身体得到足够的氧气，维持生命活动。此外，肺还能清除体内的废物。在肺的作用下，体内的水分被不断向下输送，随后通过肾和膀胱的作用变成尿液排出体外，保持体内水分平衡。除了排出体内的废气，肺还能输送气血和津液，让皮肤、毛发得到充足的滋养。

病例在线

小勇从事销售工作，每天都要四处奔波，而且常常工作到深夜。由于他长期从事超过自己能力的繁重工作，让他疲惫不堪，但他一直都在坚持着。

然而，随着时间的推移，小勇开始觉得自己的身体越来越差。一开始只是偶尔咳嗽几声，他也没太在意，以为只是小感冒。可渐渐地，他的咳嗽越来越频繁，还出现了气短。有时候，小勇走几步路或者爬几层楼梯，就会气喘吁吁，甚至呼吸都很费力。

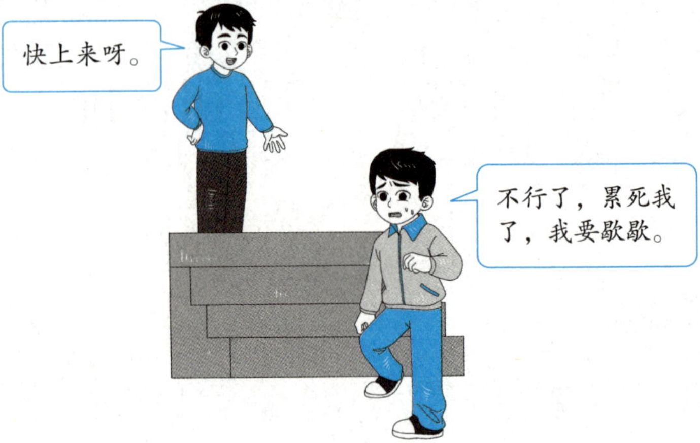

小勇去医院检查，医生告诉他，这是肺气虚的症状。原来，长期的过度劳累让他积劳成疾，身体的抵抗力也严重下降，从而引发了肺气虚。

医生还提醒小勇，除了过度劳累，慢性肺部疾病也可能会引起肺气虚。小勇回想起自己小时候就体弱多病，说不定那时候就埋下了隐患。另外，如果脾脏出现问题，不仅会影响清气上达肺部，时间长了还会导致肺气虚。

中医解读

脾肺气虚的原因

脾肺气虚的原因有很多，任何能让肺气不足或脾气变弱的情况，都有可能成为脾肺气虚的根源。这时，肺气虚能影响脾的消化和运送食物的功能。时间一长，脾的运化功能差，就可能形成湿气或痰液。另外，如果肺气虚，体内的水分循环也会受影响，湿气会困住脾，让它不能正常工作，肺出了问题影响到脾，导致脾肺两虚。反之，如果我们经常饮食不规律伤了脾，或者因为劳累过度使脾气变弱，那么食物中的营养就不能被很好地消化和吸收。这样一来，就会导致脾肺两虚，进一步让脾的功能下降，水湿就容易停留，积聚形成痰湿，从而阻碍肺的功能，这就是脾肺两虚的一种情况。

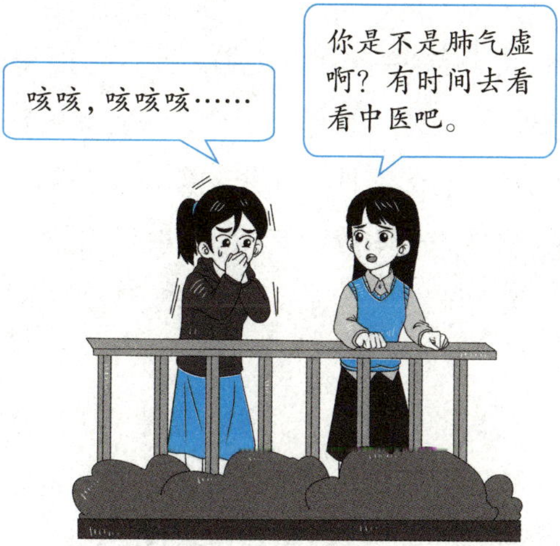
咳咳，咳咳咳……
你是不是肺气虚啊？有时间去看看中医吧。

养生百科

如何补肺气？

当肺气不足，功能减弱，会导致呼吸不畅，容易气短、气喘，同时也让人容易生病。肺气弱的人要常锻炼，提高身体素质，增强免疫力，可以选择爬山等。另外，还要保持心绪平静。只有收敛好精气，才能使气血津液不外泄。另外，还可以通过饮食补肺气。

1. 百合

百合味甜，营养丰富，很适合身体较弱或是神经衰弱的朋友吃。它可以和银耳、莲子、大枣等食材一起搭配做菜或熬汤。特别是百合银耳汤，因为百合和银耳都能滋阴润肺，所以把它们放在一起煮，对增强肺功能特别有帮助。

2. 银耳

银耳不仅含有独特的天然胶质，而且还能滋阴润燥。所以，经常吃银耳不仅能让肺部更健康、心神更安定，还能让皮肤变得富有光泽。挑选银耳时，颜色稍黄、蒂部干净无杂质的为上品。将银耳与莲子同煮，有助于润肺、化痰、补肺气，特别适合在干燥的秋天食用，可以有效缓解秋燥对肺部的伤害。

3. 莲藕

莲藕含有丰富的淀粉、蛋白质、维生素 C，还有一种叫氧化酶的物质。秋天，将莲藕榨成汁并加入适量的蜂蜜饮用，有助于缓解因肺燥引起的干咳、咯血等症状。

4. 荸荠

荸荠能滋养阴液、润肺，对肺阴虚引起的咳嗽、喉咙干有很好的缓解作用。特别是那些因为肺燥而咳嗽痰多的人，适量吃点儿荸荠很有帮助。秋天时，多吃荸荠可以减轻咽喉干痛和咳嗽痰多的症状。

5. 雪梨

雪梨含有大量的水分，具有清热润肺的作用。雪梨非常适合在秋天食用，有助于去除肺燥和肺热，改善因肺阴虚导致的咳嗽、咽干等症状。但需要注意的是，脾胃虚寒的人应少吃雪梨。

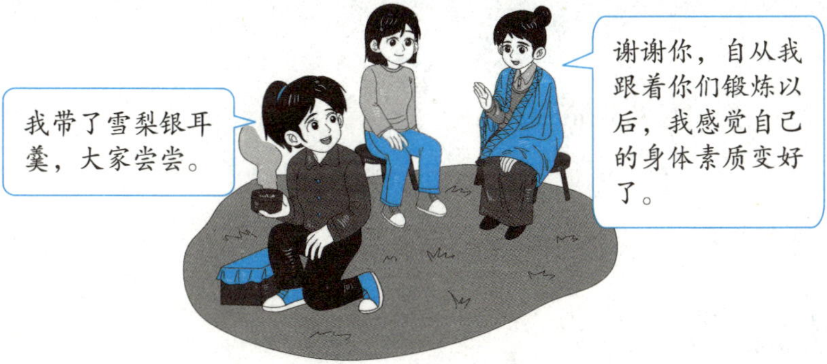
我带了雪梨银耳羹，大家尝尝。
谢谢你，自从我跟着你们锻炼以后，我感觉自己的身体素质变好了。

思维导图

- 肺气不足与食补
  - 肺气不足的影响
    - 呼吸不畅
    - 容易气短、气喘
    - 容易生病
  - 改善方法
    - 常锻炼：提高身体素质，增强免疫力
    - 保持心绪平静：收敛精气，使气血津液不外泄
    - 食补
      - 百合 —— 推荐菜品：百合银耳汤（滋阴润肺、增强肺功能）
      - 银耳 —— 推荐搭配：银耳莲子汤（润肺、化痰、增强肺气）
      - 莲藕 —— 推荐搭配：莲藕汁＋蜂蜜（缓解肺燥引起的干咳、咯血症状）
      - 雪梨 —— 注意事项：脾胃虚寒者少吃
      - 荸荠 —— 适合人群：肺燥、咳嗽痰多者

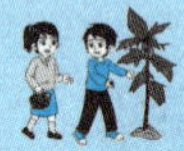

肾脏虚损，学会养肾护肾

健康问号

问：肾有哪些主要功能?

答：中医理论中有“肾藏精”一说。肾脏里存储的精华，一部分是用于生育的生殖精华，另一部分是如气、血、精这样对身体有益的营养物质。生命由与生俱来的生命精华孕育，并依赖后天不断生成的精华来滋养。与生俱来的生命精华来自父母，后天生成的精华则由脾胃转化而来。人体的成长和发育也是由肾气来掌控的，肾气对身体的生长发育起着关键的推动作用。

病例在线

小李出生时身体就比较孱弱，在成长的过程中，他总是比同龄人更容易生病，体力也稍显不足。这一切都可能是因为他先天肾精不足，肾气虚影响了其他脏腑功能，脾气虚让他时常消化不良，肺气虚又使他稍微运动就会气喘吁吁。

毕业后的小李是个工作狂，他经常加班到深夜，长时间的劳累让他的身体越发疲惫。渐渐地，小李开始觉得手脚冰凉，即使在温暖的季节里，他的手脚也像冰块一样凉。腰膝酸软的症状也越来越明显，每次爬楼梯或者走一段路，腰部和膝盖就会酸痛。

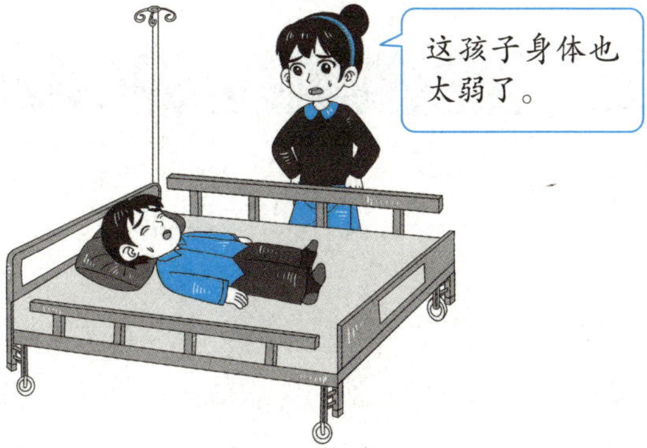
这孩子身体也太弱了。

中医解读

肾气虚

在日常生活中，如果经常感到手脚冰凉、腰膝酸软无力，这些大多是肾气虚的信号。肾气虚有两种来源：一种是天生的，另一种是后天形成的。天生肾气不足，就像早产儿

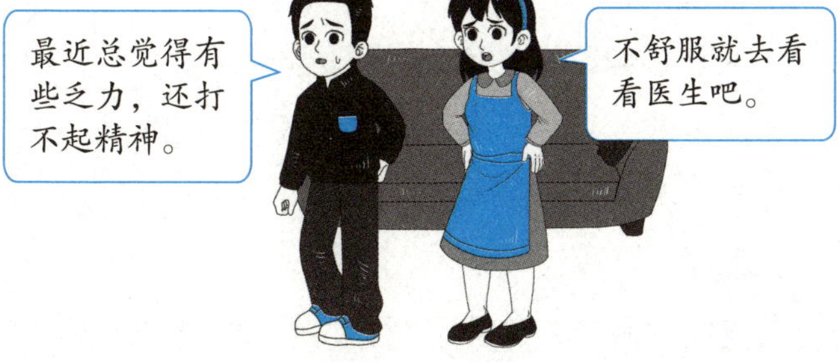
最近总觉得有些乏力，还打不起精神。
不舒服就去看看医生吧。

那样，他们在成长过程中可能会因为肾气不足而影响其他脏腑功能，比如造成脾气虚或肺气虚等。对于成年人来说，肾气虚多因后天过度劳累所致。另外，随着年龄的增长，人的肾气也会减弱。

养生百科

肾气虚的调理

如果你出现了肾气虚的情况，就要及时调理，闲暇时可以多敲敲腰，这样既能补肾，又能让腰部的血液循环更好，还能缓解腰痛。另外，通过食疗也可以补肾气。按照中医的观点，黑色食物能滋养肾脏，这类食物包括黑米、黑豆、桑椹、乌鸡和黑芝麻等。

1. 黑米

黑米的营养很丰富，有“黑珍珠”的美称，能滋阴补肾。它还含有铁、锌等矿物质，不仅能补血，对预防动脉硬化也有好处。肾虚的人要多吃补肾壮腰、强筋健骨的食物，忌吃太辣太咸的食物。

2. 黑豆

黑豆形状像肾，被称为“肾之谷”，营养价值高，吃之前最好先用水泡一下。用黑豆做成黑豆粥，能补肾气、健脾胃，特别适合肾虚或者脾肾两虚的人。

3. 桑椹

桑椹能滋阴补血、补肾明目、养颜抗衰老，但血糖高的人要少吃。桑椹糯米粥的做法很简单，先把桑椹洗干净，再把糯米加水煮熟后，放入桑椹和冰糖再煮几分钟即可。

4. 乌鸡

乌鸡是补身体的好食材，肾虚的人，比如腰膝酸软、头晕耳鸣、脸色不好、容易乏力，喝点儿乌鸡汤能滋阴补肾、养血填精。和大枣、枸杞子一起吃，效果更好。

5. 黑芝麻

黑芝麻不仅含有大量的脂肪、蛋白质、维生素 E、卵磷脂，还有钙、铁、铬等营养物质。黑芝麻不仅能补肾、抗衰老，适量吃还能解决便秘问题。桑椹和黑芝麻一起煮粥，既能补精血，又能滋养肾脏。

6. 海参

海参不仅可以补肾生精、滋阴养血，还可以改善肾阴虚引起的头晕、腰酸、耳鸣、白发、失眠多梦等问题。吃海参的时候，最好保持原味，比如熬汤或者凉拌。

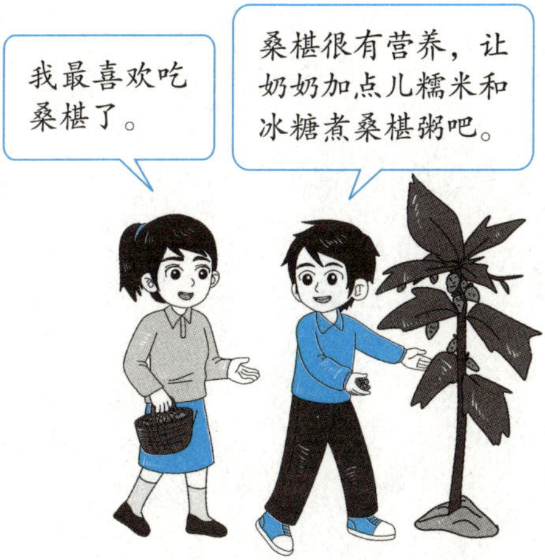
我最喜欢吃桑椹了。
桑椹很有营养，让奶奶加点儿糯米和冰糖煮桑椹粥吧。

思维导图

- 肾气虚的调理
  - 调理方法：多敲腰，可以促进血液循环，还能缓解腰痛
  - 食疗：黑色食物滋养肾脏
    - 黑米——注意事项：忌辛辣，忌咸
    - 黑豆——功效：补肾气、健脾胃
    - 桑椹——注意事项：血糖高者少吃
    - 乌鸡——搭配：大枣、枸杞子
    - 黑芝麻——功效：补肾、抗衰老、缓解便秘
    - 海参——食用建议：保持原味（熬汤、凉拌）

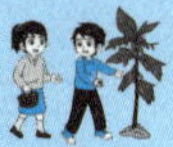

了解脏腑兼病，做到有备无患

健康问号

问：什么是脏腑兼病？

答：当两个或更多脏腑同时出现问题时，我们称之为脏腑兼病。在人体里，各个脏腑，不管是脏与脏之间、脏与腑之间，还是腑与腑之间，都是一个紧密相连、相互作用的整体。它们在生理上各有分工，又密切合作，一起完成许多复杂的身体功能，保证生命活动的正常进行。所以，一旦某个脏腑生病，其他脏腑也可能会受到影响。

病例在线

张磊是一位年轻的上班族，最近一段时间，他总是被各种不适困扰。

起初，张磊发现自己晚上很难入睡，躺在床上翻来覆去，脑海中思绪万千，心烦意乱。好不容易睡着后，又常常做梦，睡眠质量极差。渐渐地，他白天开始感到心悸、心烦，工作时也难以集中精力。

不仅如此，张磊还时常感到腰膝酸软。尤其是在长时间站立或行走后，腰部和膝盖的酸痛感让他苦不堪言。随着症状的持续，张磊还出现了口燥咽干的感觉。他的手心和脚心总是发热，仿佛有一团火在燃烧。即使在凉爽的天气里，他也觉得燥热不安。晚上睡觉时，会不自觉地出汗，醒来后发现睡衣都被汗水浸湿了。

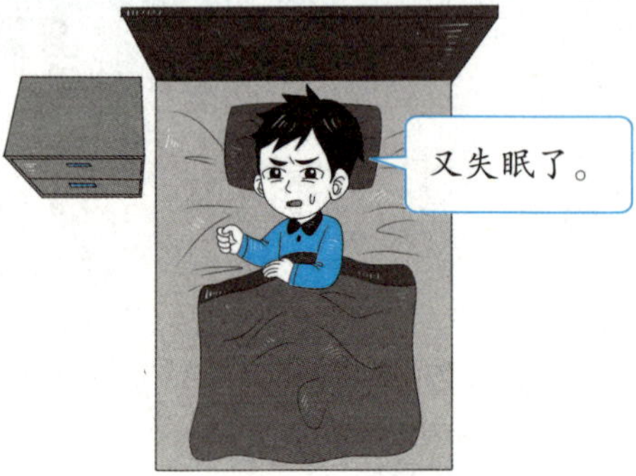
又失眠了。

张磊去看中医，经过诊断后，医生告诉他，这是心肾不交证。由于心与肾的阴液亏虚，阳气偏亢，才会出现这些症状。

中医解读

脏腑兼病

哪些脏腑会一起出现兼病呢？脏腑兼病并不是简单地把两个或更多脏腑的症状加在一起。实际上，这些脏腑之间在病理上有着深刻的内在联系和相互影响。比如，有些脏腑在中医理论中有表里关系，有些则通过生克乘侮相互制约，导致它们一起出现病症。总之，脏腑兼病在临床上很常见，症状表现多样且复杂。

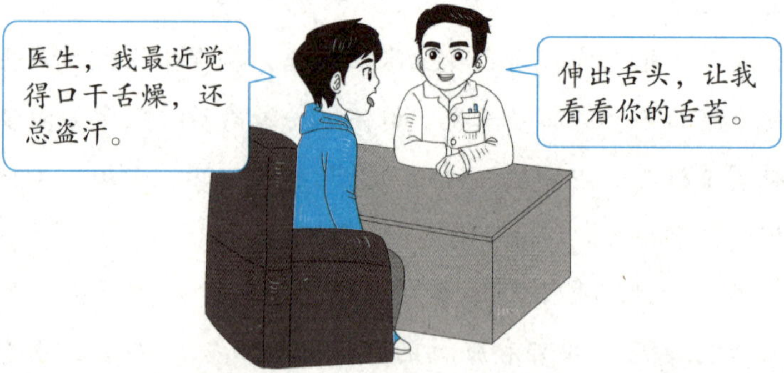
医生，我最近觉得口干舌燥，还总盗汗。
伸出舌头，让我看看你的舌苔。

养生百科

常见的脏腑兼病表现与调理

1. 心肾不交的表现与调理

如果心肾不交，我们常会感到心情烦躁，晚上难以入眠，同时腰部会酸痛，耳鸣，还可能有身体发热的感觉。这大多是因为身心太过劳累，让心情变得烦躁，进而伤了心肾的阴液；或者因为长期生病等原因，使得肾阴变少，阳气过旺，从而影响了心神。

调理心肾不交，需要心肾和谐。可以用黄连阿胶汤作为基础方，再根据具体症状来调整药物。如果心烦失眠，可以加酸枣仁、柏子仁、黄连来帮助入睡；如果口干舌燥、喉咙干等阴虚内热的症状很明显，可以加生地黄、麦冬来滋阴润燥、清除内热；如果整晚都睡不着或者多梦，可以加茯苓、石菖蒲、远志来安定心神。

2. 心脾气血两虚的表现与调理

心脾气血两虚时，人体会有心悸、心慌、精神不振、头晕、胃口不好、腹胀、大便不成形等症状。这大多是因为长期生病、太过劳累、饮食不合理等，导致脾胃受损，生化气血不足；或者因为长期失血等，导致气血两虚。

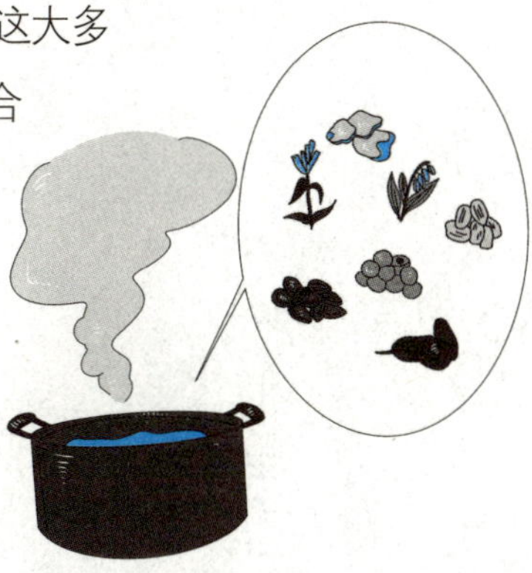

要调理心脾气血两虚，需要补脾益气、滋养心血，可以用归

脾汤作为基础方，再根据具体症状来调整药物。如果血虚很严重，脸色不好、头晕、心悸很明显，可以加熟地黄、阿胶来补血；如果伴有阴道出血、小腹冷痛、手脚不暖等症状，可以加艾叶炭、炮姜炭来温经通络并止血。

思维导图

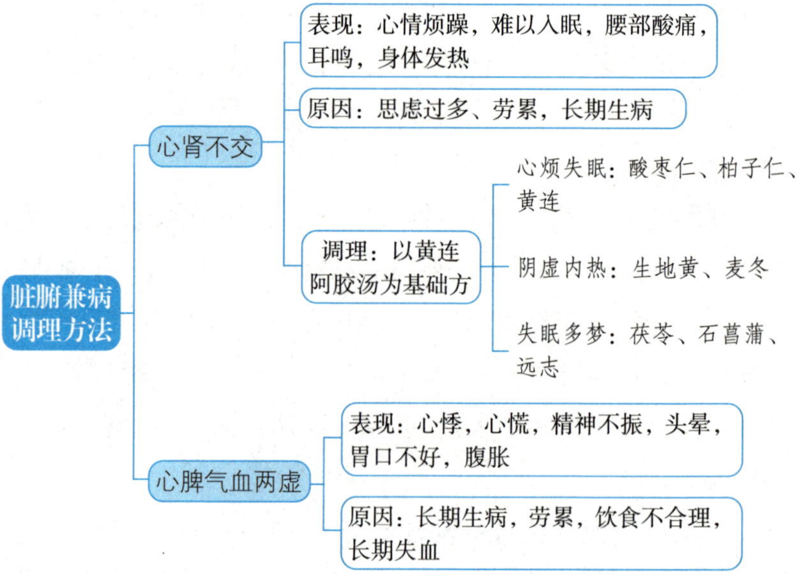

第三章
整体虚损，调养阴阳气血

整体虚损属于中医理论范畴，它描述的是人体在多个方面同时出现虚损症状，这些症状相互关联、错综复杂。具体特征为影响三个或更多脏腑，导致全身性的阴阳失调、津液亏损、气血两虚等状况。这些状况广泛影响机体的各个层面，从内到外、从上至下，对整体的生理机能和平衡状态造成不利影响。整体虚损并非局限于单一脏腑或某一方面的虚弱，而是体现了人体在多个脏腑、多个维度上的整体性衰弱状态。

阴阳虚损证候

健康问号

问：什么是阴阳虚损证候?

答：阴阳虚损证候是根据患者出现的症状，与阴津、阳气的正常功能和异常变化相对照，经过分析来判断疾病当前状况是否存在阴或阳的亏损。这种证候分为阳虚证、阴虚证、亡阳证、亡阴证等类型。在区分阴阳病性时，虽然还包括阴盛证、阳盛证，但由于“阴过多则表现为寒，阳过多则表现为热”，这些实际上对应着八纲辨证中的寒证、热证，以及辨别外邪入侵时的寒邪证、火热证。

病例在线

小赵为了省钱，租住在一间较为偏僻潮湿的平房。刚开始，他并没有觉得有什么不妥，只是偶尔会觉得有点儿冷。但随着时间的推移，他的身体开始出现一些奇怪的症状。

小赵渐渐发现自己变得特别怕冷，即使在温暖的室内，也总是手脚冰凉。此外，他总是觉得很疲惫，即使没干什么重活，也会常常感到神疲乏力、少气懒言。他只要稍微活动，就气喘吁吁，症状更加严重。

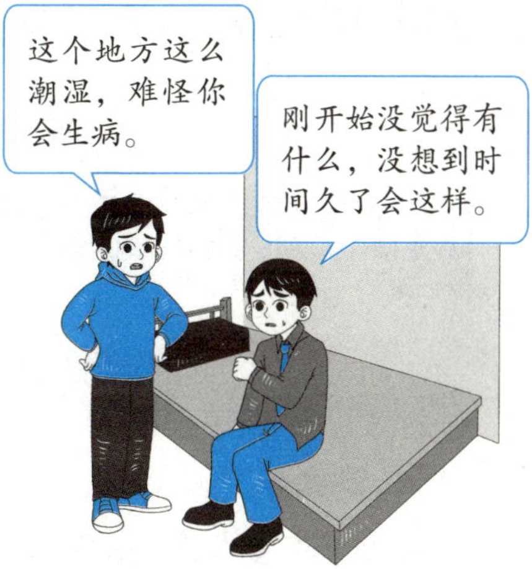
这个地方这么潮湿，难怪你会生病。
刚开始没觉得有什么，没想到时间久了会这样。

小赵的胃口也变得不太好，口淡无味，也不想喝水。有时候，他还会发现自己的面部没有血色，苍白无光。

于是，小赵去看了医生。医生经过详细的询问和检查后，告诉他这是阳虚证。由于他长期居住在寒凉之地，阳气逐渐被耗伤，再加上工作劳累，没有好好调养，导致阳气亏虚，从而出现了这些症状。

中医解读

阳虚证

阳虚证是指体内阳气不足，导致身体的温养、推动、蒸腾、气化作用减退，主要表现为怕冷和四肢发凉。阳虚证的临床症状主要包括：一是感到冷和凉，比如怕冷、四肢发凉，这是因为阳气不足，身体抵御不了寒冷，导致内寒；二是阳气不足影响体内水分调节，表现为口淡不想喝水，或者喜欢喝热水，容易出汗，小便清澈且量多或量少不畅，脸色苍白，舌头淡胖，舌苔白滑，脉搏深沉且跳动无力；三是出现气虚的症状，如精神疲倦、乏力、气短，这是因为阳虚通常是在气虚的基础上进一步发展而来的。所以，阳虚证一般也会有气虚的表现。因此，

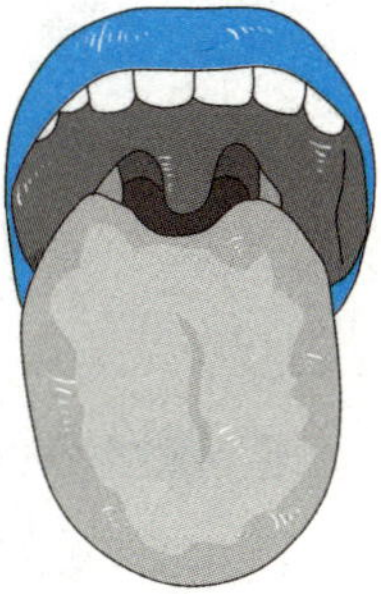

判断一个人是否为阳虚证，主要依据是长期体弱多病，怕冷四肢发凉，加上气虚的症状。

养生百科

阴阳虚损证候的养生要点

1. 饮食养生

（1）均衡饮食：要确保营养均衡，包括蛋白质、糖类、脂肪、维生素和矿物质等。多吃五谷杂粮、新鲜的蔬菜和水果，为身体提供所需的能量和养分。同时，可以选择小米、玉米、燕麦这些粗粮，搭配菠菜、西蓝花、胡萝卜等蔬菜。水果可以选择苹果、橙子、香蕉等。

（2）温补肾阳与滋阴润燥相结合。如果身体偏阳虚，可以适量吃些能温补肾阳的食物，比如羊肉、牛肉、核桃、韭菜等。羊肉性质温热，能补肾壮阳、驱寒暖身；核桃则能补肾固精、温肺平喘。

如果身体偏阴虚，就多吃些能滋阴润燥的食物，比如银耳、百合、雪梨、黑芝麻等。银耳能滋阴润肺、养胃生津；百合则能润肺止咳、清心安神。

如果存在阴阳两虚的情况，应合理搭配温阳和滋阴的食物，比如在炖羊肉时加点儿银耳、百合，这样既能温阳又能滋阴。

2. 情绪管理

（1）保持心情平稳，避免情绪大起大落，如紧张、生气或沮丧。负面情绪会扰乱身体的正常运作，影响阴阳平衡。保持平和、乐观的心态，有助于身体阴阳的和谐。

（2）做些自己喜欢的事情，比如画画、写字、听音乐或阅读等，可以分散注意力，减轻压力，调整情绪。这些活动能让人感到快乐，对身心健康有好处。

3. 起居养生

（1）规律作息：确保睡眠充足，坚持早睡早起，拒绝熬夜。夜晚是身体自我修复和能量储备的重要时段，良好的睡眠能帮助身体维持阴阳和谐。一般来说，成年人每天需要 7~8 小时的睡眠时间。

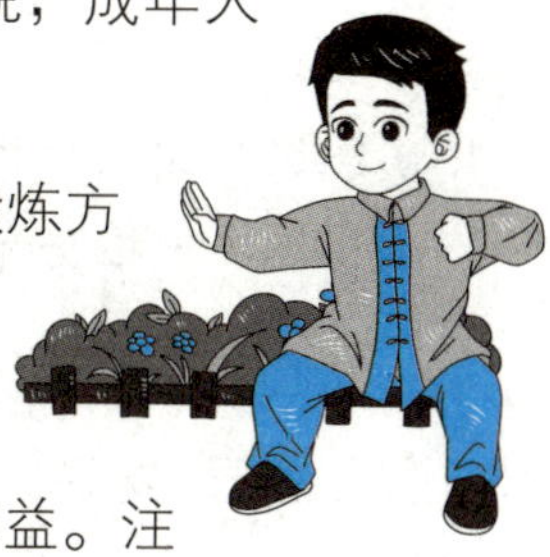

（2）适当运动：选择适合自己的锻炼方式，比如太极拳、八段锦、散步或瑜伽等。适量的运动可以加速血液循环，增强体质，对调节体内阴阳平衡大有裨益。注意不要运动过度，以免身体疲劳。可以每天早晨打 30 分钟的太极拳，或者晚饭后散步 40 分钟。

思维导图

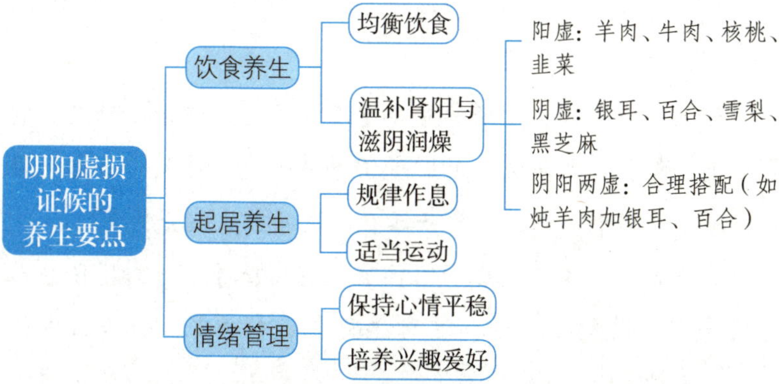

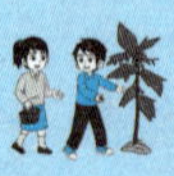

气血虚损证候

健康问号

问： 什么是气血虚损证候?

答： 气血虚损证候，就是医生根据患者的症状、身体反应等，参考气血情况，来判断患者身体是否存在气血不足或是气血运行不顺畅的问题。

气血虚损证候可以分为两大类：一类是气血不足，主要包括气虚和血虚，这些都是身体虚弱的表现。比如气脱、血脱、气陷和气不固，这些都是气血严重不足的特殊情况。另一类是气血运行不正常，比如气滞和血瘀，这些都是身体有实邪的表现。另外，气逆和气闭也可以看作是气滞的一种。

病例在线

最近一段时间，李峰总是感觉身体乏力，稍微活动就会觉得很累，精神也比较差，时常觉得神疲倦怠。他的舌头颜色很淡，脉象也虚弱，而且只要一活动，这些症状就会加重。

有一天，李峰在上班的时候突然觉得肚子有一种下坠感，尤其是在长时间站立后，这种感觉会更加明显。他去医院检查，医生告诉他，这是气陷证，是在气虚证的基础上发展而来的。李峰由于长期劳累，又没有好好调养身体，导致气虚，出现了脏腑下垂的症状。医生给他开了中药让他按时服用，并嘱咐他多休息。

然而，李峰并没有完全听从医生的建议。渐渐地，他又出现了新的问题：频繁出汗，即使在不热的时候也会大汗淋漓。

于是，李峰再次去看医生，医生告诉他，现在他的情况已经发展为气不固证，即在气虚的基础上，又出现了汗液、二便不固的症状。

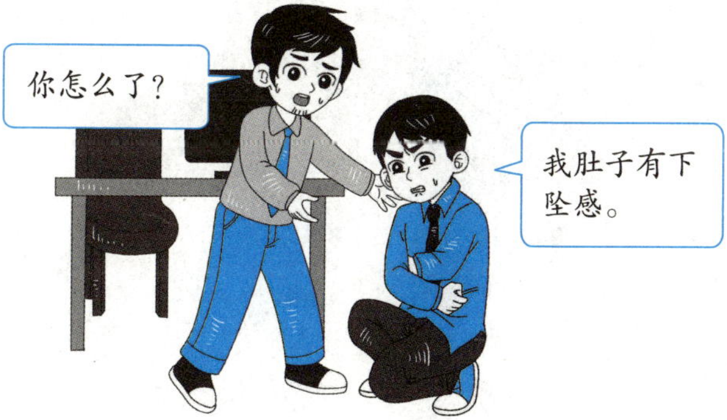

中医解读

气虚相关的病症

气虚相关的病症主要有四种：气虚、气陷、气不固和气脱。这四种病症有共同的特点，就是会让人感到气不足、没力气、精神不好，伴有舌头颜色淡，脉搏虚弱等，而且稍微一动这些症状就会变得更明显。

气陷，就像是气虚的升级版，除了气虚的症状，还会有脏腑下垂或便意频频，或脱水等情况。

气不固，是在气虚的基础上出现汗液、大小便、月经、血液、精液不固或者胎儿保不住的情况。

气脱，是气虚类病症中最严重的一种，会出现呼吸很弱、脉搏几乎摸不到、汗流不止等症状。

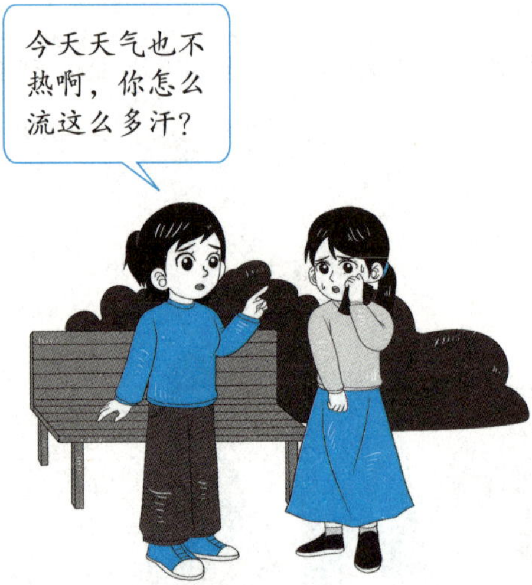

养生百科

气血虚损的调养

1. 气血不足

（1）饮食调整：气虚和血虚调养方法有别，具体如下。

气虚：多吃能增强体力的食物，比如山药、红枣、莲子、糯米、鸡肉和牛肉等。

血虚：多吃富含铁质的食物，比如动物肝脏、血液制品、瘦肉、黑木耳、黑芝麻、桂圆和桑椹等。

（2）生活习惯：确保充足的睡眠，按时作息，避免熬夜。晚上是身体修复的关键时刻，充足的睡眠能促进气血的恢复。尽量在晚上 10 点前入睡，保证 7~8 小时的睡眠时间。进行适量的运动，但要避免过度劳累。选择如散步、太极拳、瑜伽等温和的运动。

（3）情绪管理：保持愉快的心情，避免过度焦虑、紧张或愤怒。这些负面情绪会影响气血运行，加重气血不足。可以通过听音乐、阅读、旅行等方式放松心情。

（4）中药调理：气虚可选择四君子汤等补气中药；血虚可选择四物汤等补血中药。根据个人情况，在医生指导下进行调理。

2. 气血不畅

（1）气滞：主要表现为脸色发黄、食欲减退、情绪不稳定、月经不调等。

①饮食：少吃容易导致胀气的食物，如豆类、土豆和红薯。多吃有助于通气的食物，如橘子、橙子、佛手和玫瑰花。

②生活习惯：保持规律作息，避免长时间坐着不动。适当运动，如散步、慢跑和游泳等，以促进气血流通。每天慢跑 30 分钟，有助于改善气滞。

③情绪管理：保持心情愉快，避免生气和郁闷。学会释放压力，可以通过与朋友交流、参加社交活动等方式缓解情绪。

④中药调理：可在医生指导下服用柴胡疏肝散等理气中药，以调理气机。

（2）血瘀：主要表现为浑身乏力、烦躁易怒、胸闷、胸痛等。

①饮食：避免吃寒凉、油腻和辛辣的刺激性食物。多吃具有活血化瘀作用的食物，如山楂、桃仁、红花和丹参。

②生活习惯：注意保暖，避免受寒。寒冷季节要多穿衣，避免长时间处于寒冷环境中。可进行温热性理疗，如艾灸和热敷，促进血液循环。每周 2~3 次艾灸，灸关元、气海、血海等穴位，有助于活血化瘀。

③情绪管理：保持乐观心态，避免情绪波动过大。负面情绪会影响气血运行，加重血瘀。

④中药调理：可在医生指导下服用血府逐瘀汤等活血化瘀中药，以改善血瘀症状。

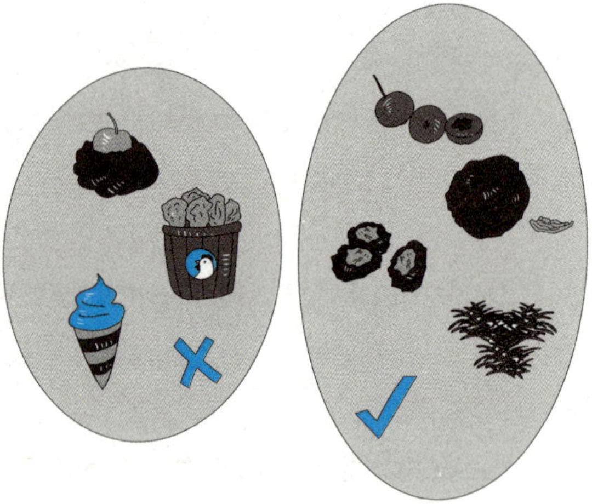

思维导图

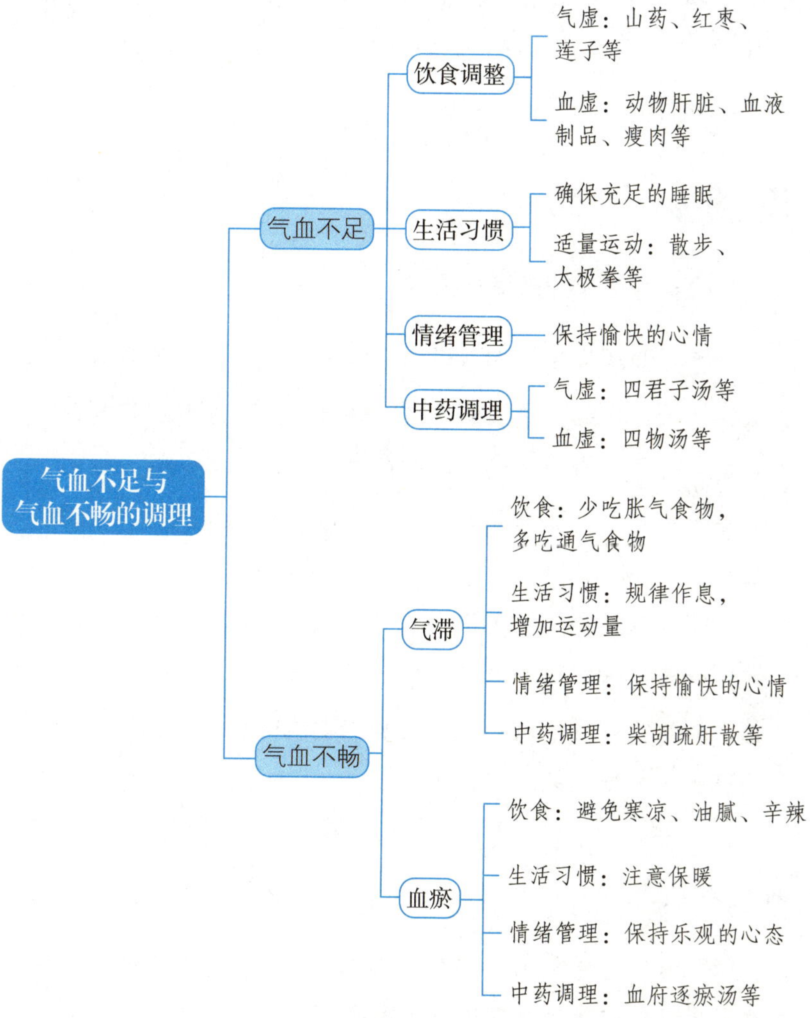
气血不足与气血不畅的调理
气血不足
饮食调整
气虚：山药、红枣、莲子等
血虚：动物肝脏、血液制品、瘦肉等
生活习惯
确保充足的睡眠
适量运动：散步、太极拳等
情绪管理
保持愉快的心情
中药调理
气虚：四君子汤等
血虚：四物汤等
气血不畅
气滞
饮食：少吃胀气食物，多吃通气食物
生活习惯：规律作息，增加运动量
情绪管理：保持愉快的心情
中药调理：柴胡疏肝散等
血瘀
饮食：避免寒凉、油腻、辛辣
生活习惯：注意保暖
情绪管理：保持乐观的心态
中药调理：血府逐瘀汤等

津液虚损证候

健康问号

问：什么是津液虚损证候?

答：简单来说，津液虚损证候就是通过观察患者的症状和体征，再结合津液的生理、病理特点，来判断患者体内是否存在津液不足或津液运行不畅的问题。这种证候包括津液亏虚以及因为津液停滞而形成的痰证、饮证、水停证和湿证。

痰、饮、水、湿都是因为体内津液无法正常输送和转化而产生的病理产物。它们之所以会形成，主要是因为肺、脾、肾、三焦、膀胱等脏腑的功能失调，导致津液无法被正常气化，从而积聚在体内。

病例在线

赵晓是一位忙碌的上班族，长期的高强度工作和不规律的生活习惯让他的身体逐渐出现了问题。

最近，赵晓总是感觉口干舌燥，无论喝多少水都似乎无法缓解。他的皮肤也变得干燥，失去了往日的光泽。不仅如此，他还时常感到眼睛干涩，看东西也有些模糊。这些症状让赵晓感到十分苦恼，于是他去看了医生。

医生经过详细的询问和检查后，告诉他这是津液亏虚证。由于长期的劳累和不良的生活习惯，导致他体内的津液生成不足和输布失常。医生建议他调整生活方式，注意饮食和休息。

然而，赵晓并没有将医生的话放在心上。两个月后，他开始感觉身体沉重，四肢无力，而且还伴有咳嗽，咳出来的痰比较多。他再次去看医生，被诊断为痰证。医生告诉赵晓，这是由于他的肺、脾、肾三脏气化失和，导致体内水液停聚凝结成痰。医生建议他注意饮食清淡，避免食用肥甘厚味的食物，同时要加强锻炼，增强体质。

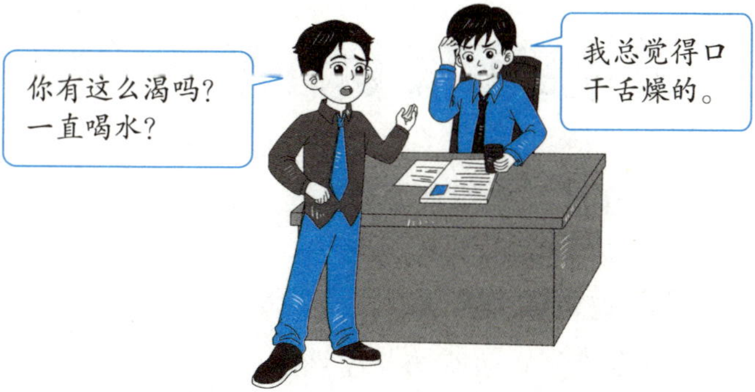

中医解读

痰、饮、水、湿

痰是比较稠浊、黏稠的病理产物，它通常停留在肺里。中医认为，痰可以随着气机升降，无处不到，引起各种复杂的症状，其中最常见的就是吐痰多。

饮则是比痰稍微清稀，但又比水混浊的病理产物，它常常停留在一些腔隙和胃肠里，以停留部位的症状为主要表现。

水在正常情况下是我们体内的阴液，但当它因为气化失常而停聚时，就变成了水邪，会引起水停证、水气病等问题。这时，患者可能会出现肢体浮肿、小便不利，或者腹部胀大、舌淡胖等症状，其中浮肿和少尿是常见的症状。

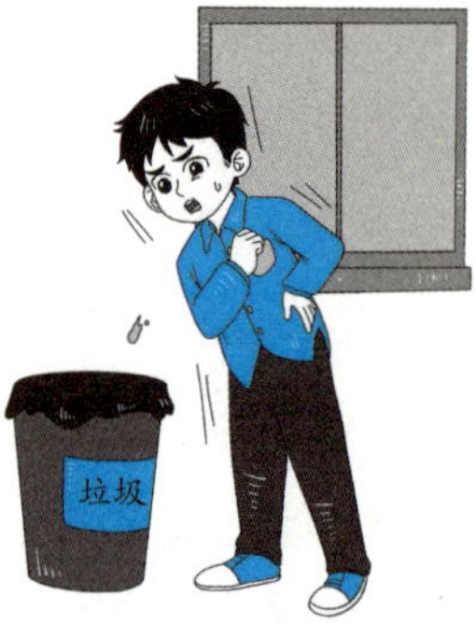

湿则是一种弥漫性大、没有明显形态的病理产物，它通常会让患者感到肢体沉重、酸困不适。

养生百科

津液亏虚和水液停聚的调理方法

1. 津液亏虚的调理方法

（1）饮食调整：多吃一些能滋阴润燥的食物，比如银耳羹，它富含胶质，能润肺、养胃、生津；雪梨也不错，生吃或煮汤都行，能清热生津、润肺止咳；百合能润肺止咳、安神，煮粥或煲汤都行。此外，还要多吃新鲜蔬果，比如黄瓜、西红柿、西瓜、葡萄等，它们水分多、维生素含量丰富，能补充津液。

（2）生活作息要规律：每天需要多喝水，至少保证1500~2000毫升，分几次喝，不要等渴了再喝。天气炎热或干燥的时候，可以在房间内使用加湿器，保持适当的湿度。运动要适度，不要太累或出太多汗，可做些诸如太极拳、八段锦等轻松运动。

（3）心情调节：保持良好的心情，别太激动、焦虑或紧张，这些情绪会影响身体健康，可以导致津液的生成和输送出现问题。听听音乐、看看书、做冥想，都能帮你放松。

（4）中药调理：如果有需要的话，可以找医生开些滋阴生津的中药，比如增液汤、六味地黄丸等。

2. 水液停聚的调理方法

（1）饮食调整：吃东西要适量，忌吃太油腻或太寒冷的食物，盐也要少吃，以免水液无法正常排出。可吃点冬瓜、薏米、赤小豆等食物，有利尿消肿、健脾利湿的作用。

（2）生活作息要合理：多运动，比如散步、慢跑、游泳等，能促进身体代谢水液，但要根据自己的实际情况进行。注意保暖，不要在湿冷的环境里待太久，以免影响水液排出。

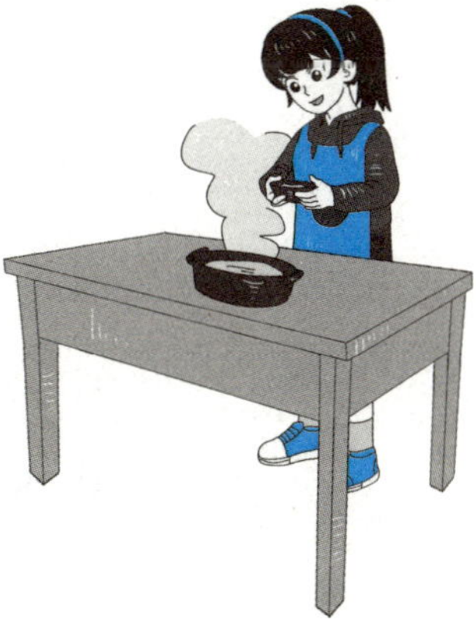

（3）心情调节：心情要保持积极乐观，不要太压抑或郁闷，这些情绪会影响脏腑，以免水液停聚更加严重。

（4）中药调理：如果水液停聚较重，可以找医生开些利水消肿的中药，比如五苓散、真武汤等。

思维导图

- 津液亏虚和水液停聚的调理
  - 津液亏虚调理
    - 饮食调整：多吃滋阴润燥的食物和新鲜蔬果
    - 生活作息：多喝水，适度运动
    - 心情调节：保持好心情，避免激动、焦虑、紧张
    - 中药调理：增液汤、六味地黄丸
  - 水液停聚调理
    - 饮食调整：避免油腻、生冷、高盐，多吃利尿消肿的食物
    - 生活作息：多散步、慢跑、游泳，注意保暖
    - 心情调节：保持积极乐观，避免压抑、郁闷
    - 中药调理：选用利水消肿的中药，如五苓散、真武汤

第四章 心主神明，心病虚证证候

心脏位于胸腔之中，一旦心脏出现问题，最常见的症状就是心脏本身和胸部不适，比如心跳加速（心悸）、胸部疼痛（胸痛）和胸部压迫感（胸闷）。当心脏生病时，人的精神状态就会受到影响，可能出现心情烦躁、难以入睡、多梦、记忆力减退、神志不清等症状。

此外，心脏还负责推动血液循环，其健康状况会反映在面部，相应的病理变化包括脉搏节律异常以及面色苍白、无光泽、暗沉。又因为心开窍于舌，心脏病变时可能会出现舌疮、舌痛和舌头僵硬等问题。心脏疾病的虚证类型有五种，分别是心血虚证、心阴虚证、心气虚证、心阳虚证和心阳虚脱证。

心血虚证

健康问号

问： 什么是心血虚证？

答： 心血虚证指体内血液不足，导致心神得不到滋养，从而表现出一系列虚弱症状。这种情况往往有几个原因：可能是因为过度用脑、劳累导致血液消耗过多；也可能是因为大量失血；还可能是因为长期生病消耗了体内的气血。另外，如果脾脏功能不好，就无法有效地吸收营养；或者肾脏亏虚，肾不生精，精血同源，也会导致心血虚证。

病例在线

张悦今年35岁，在一家规模不大的公司工作。最近几个月，她的工作压力巨大，经常需要加班熬夜，为了完成工作任务，她费尽心思，过度用脑。

近两个月以来，张悦经常感觉心跳不正常，就像心脏在乱跳，让她非常焦虑。晚上，她也难以入睡，失眠成了她的常态，躺在床上总是想着工作的事情，翻来覆去睡不着。她的记忆力也大不如前，甚至差点儿忘了重要的工作安排，这让她很烦恼。此外，她还经常感到头晕，好像整个世界都在转。照镜子时，她发现自己脸色苍白，没有血色。

最近一周，这些症状更加严重了。张悦感觉自己稍微动一下就会心慌、气短，全身没力气。最后，张悦只好去医院看医生。

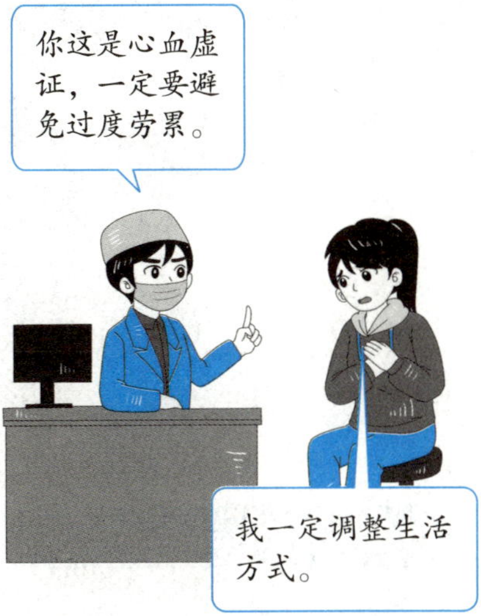
你这是心血虚证，一定要避免过度劳累。
我一定调整生活方式。

在医院，医生仔细检查了张悦的身体。她的脸色和嘴唇都很苍白，舌头颜色也淡，舌苔薄薄的，是白色的。脉搏跳得很细弱，每分钟 85 次。心肺听诊没有发现异常。检查结果显示，她的血红蛋白偏低（105g/L），属于轻度贫血，但红细胞、白细胞和血小板都在正常范围内。医生经过综合考量后，告诉张悦，她这是心血虚证。

中医解读

心血虚证的表现

判断一个人是否心血虚证，主要看三个方面：一是有没有心悸或心跳加速的感觉；二是有没有失眠、多梦、记忆力减退的问题；三是有没有血虚的症状。心血虚证常见于久病未愈或有过失血经历的人，也见于工作压力大、精神过度紧张、过度用脑、消耗心血过多的人。另外，如果脾脏功能不好或肾脏亏损，也可能导致心血生成不足，出现心血虚证。

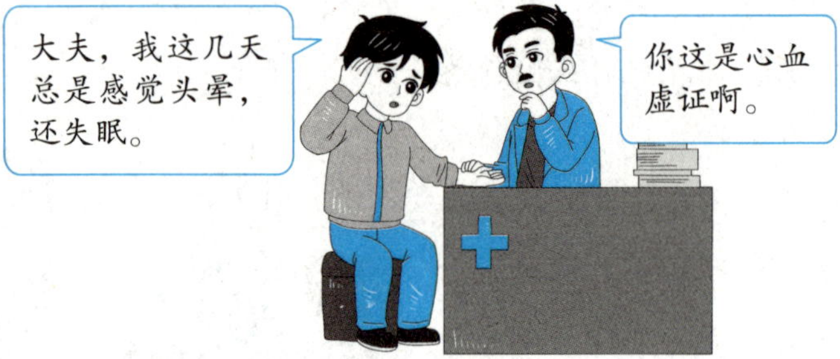
大夫，我这几天总是感觉头晕，还失眠。
你这是心血虚证啊。

养生百科

心血虚证的治疗

治疗心血虚证，关键在于补养心血。补血的药物大多是味道甘甜、性质温和或平和的，它们既能滋补，又质地滋润，有助于养血。以下是一些常见的补心血药物。

1. 龙眼肉

味道甘甜，性质温和，汁液也很浓厚。龙眼肉入心经，甘甜能补气，汁液浓厚能补血，所以它能补益心血和心气，能治疗气血不足引起的心悸、失眠、健忘、面色萎黄、气短乏力等症状。它经常和当归、酸枣仁、黄芪等药物一起使用，如归脾汤。

2. 当归

味道甜中带辛，性质温和。当归因为味道甘甜且汁液丰富，所以能补血，能治疗因心肝血虚导致的头晕、心悸、面色差等问题。它经常和熟地黄、白芍、川芎一起服用，组成著名的四物汤。当归不仅能补血，还能活血，所以也常用于治疗血瘀引起的疾病，比如痛经、疮疡肿胀和跌打损伤等。此外，当归还能润肠通便。

3. 何首乌

味道苦、甘、涩，性质微温。分为生首乌和制首乌两种。制首乌比较滋腻、滋补，入心、肝、肾三经，可以补心血，能治疗心血不足引起的心悸等问题。它还能补肝肾，治疗肝肾精血不足导致的腰膝酸软、头发早白脱落、记忆力减退等症状。生首乌性质偏凉，能解毒、消肿，还能治疗疟疾，润肠通便。

心血不足也会导致失眠，所以在补血的同时，也要适当配合一些养心安神的药物，如酸枣仁、柏子仁、茯神、远志等。

治疗心血虚证，可以选择《太平惠民和剂局方》中的归脾汤。归脾汤的成分包括人参、白术、茯神、炙甘草、黄芪、木香、龙眼肉、酸枣仁、当归、远志、生姜和大枣等。这些药物一起煎服，能补脾益气、养血补心、宁心安神。现代常用于治疗神经官能症、贫血、心律失常等心脾两虚的疾病。

在临床上，心血虚证的治疗原则是补血养心。可以选择四物汤或归脾汤加减来治疗，药物包括当归、川芎、熟地黄、白芍、远志、党参、黄芪、龙眼肉等。另外，还可以选择《证治准绳》中的加味养心汤来治疗，药物包括黄芪、当归、人参、麦冬、五味子、阿胶、川芎、酸枣仁、柏子仁、远志、炙甘草、生姜和大枣等。

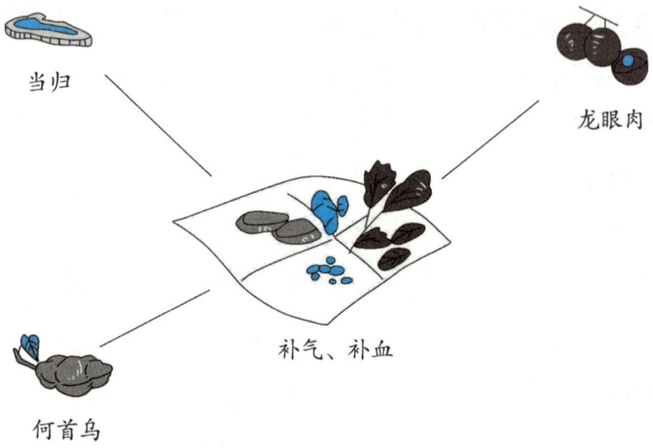

思维导图

- 补心血的药物
  - 龙眼肉
    - 功效：补益心血和心气
    - 治疗症状：心悸、失眠、健忘、面色萎黄、气短乏力
    - 常用搭配：当归、酸枣仁、黄芪（如归脾汤）
  - 当归
    - 功效：补血，活血，润肠通便
    - 常用搭配：熟地黄、白芍、川芎（如四物汤）
  - 何首乌
    - 制首乌
      - 功效：滋补（入心、肝、肾三经）
      - 治疗症状：心悸、腰膝酸软、头发早白脱落、记忆力减退
    - 生首乌
      - 功效：解毒、消肿、润肠通便

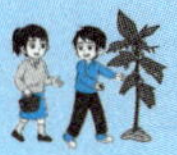

心阴虚证

健康问号

问：什么是心阴虚证？

答：心阴虚证指体内阴液不足，导致心神得不到滋养，同时体内还产生了虚热，表现出一种虚热的证候。很多时候，这是因为过度思虑、劳累心神，损伤心阴；或者是因为受到了温热火邪的侵袭，灼伤了心阴；又或者是因为肝肾等其他脏腑的阴液亏损，影响了心脏。

病例在线

林晓是一名年轻画家，常常为了创作一幅满意的作品而废寝忘食。最近，她接了一个重要的绘画项目，压力也随之而来。她整日待在画室里，不断地思考、勾勒、上色，几乎忘记了时间的流逝。

渐渐地，林晓开始觉得身体有些不对劲儿。她总是感到心烦意乱，心中仿佛有一团火在燃烧，怎么也平静不下来。晚上睡觉也成了难题，辗转反侧难以入眠，即使睡着了也会频繁做梦。而且，她的手心和脚心总是发烫，整个人都觉得燥热不安。随着时间的推移，林晓的症状越来越严重。她发现自己的记忆力也有所下降，有时候会忘记刚刚发生的事情。她总是感觉口舌干燥，即使喝水也无法缓解这种干燥感。她看着镜子中的自己，面色潮红，眼神中透露出疲惫和焦虑。

有一天，林晓在作画的时候突然感到一阵心慌，她赶紧坐下休息。这时，她想起自己已经很久没有关注过自己的身体了，于是决定去看医生。

医生经过仔细的询问和检查后，判断林晓是心阴虚证。

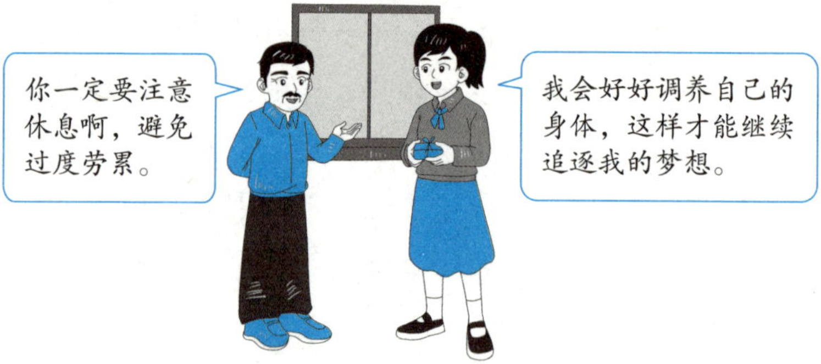
你一定要注意休息啊，避免过度劳累。
我会好好调养自己的身体，这样才能继续追逐我的梦想。

中医解读

心阴虚证的表现

当阴液不足时，心脏得不到足够的滋养，就会出现心悸；当心神缺乏滋养，加上虚火扰动时，就会感到心烦意乱、难以入睡、多梦；阴虚导致体内缺乏润泽，不能制约阳气，使得阳气相对过盛，表现为“火旺”，所以会出现口干咽燥、身体消瘦；手足心热、午后潮热、盗汗、颧骨发红、舌红少津液、脉搏细数等症状，这些都是阴虚内热的表现。所以，判断心阴虚证，主要看是否有心烦、心悸、失眠以及其他阴虚的症状。

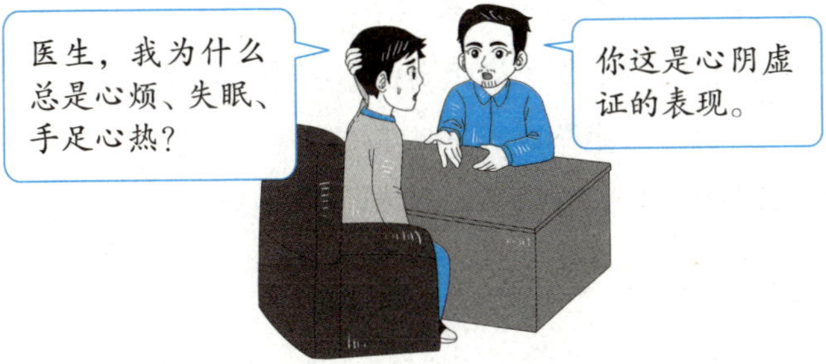
医生，我为什么总是心烦、失眠、手足心热？
你这是心阴虚证的表现。

养生百科

心阴虚证的治疗

治疗心阴虚证，需要使用能够滋养心阴的药物，这类药物大多味道甘甜且性质偏寒，甘甜可以滋阴，寒凉可以清除体内的热邪。以下是一些常见的滋养心阴的药物。

1. 麦冬

味道甘甜且性质偏寒，质地柔润，入心经，滋养心阴、清除心火、缓解烦躁、安定心神，特别适合阴虚内热、心烦不眠的人使用。

2. 玄参

味道甜中带苦、咸，性质偏寒，颜色偏黑。玄参因咸、寒，入血分清热，所以能治疗热入心营导致的各种症状。同时，它还能软坚散结，治疗痰火郁结导致的病症。此外，玄参还能生津养液，治疗热病伤津和肺肾阴虚导致的病症。它苦寒的性质还能清热解毒，治疗咽喉肿痛等症状。

3. 百合

味道甘甜且性质偏寒，质地柔润，入心经，能养阴清心、安定心神，特别适合阴虚内热导致心神不宁的人使用。

此外，如果心阴不足，通常影响心神，出现心神不宁、难以入睡等不适，所以在治疗过程中，还需要加入滋阴养心、安定神志的药物。这些药物大多味道甘甜且性质温和，有滋补的功效，主要作用于心经。以下列举了一些常用的滋阴养心、安定神志的药物。

1. 酸枣仁

味道甜里带酸，性质温和，颜色偏红。酸枣仁的红色能对应心经，甜味能滋补身体，酸味则能生津。因此，酸枣仁能补养心血、滋养心阴，是一种滋养心神的药物，能有效缓解因心肝阴血不足引起的失眠、多梦、心神不宁等问题。此外，它还能收敛汗液，减少出汗。

2. 远志

味道略带苦涩和辛辣，性质稍温。远志能协调心肾之间的关系，使肾水能够滋养心火，从而改善心阴不足导致的失眠、健忘等症状。同时，它还能开启心窍，治疗因痰浊阻塞心窍而导致的神志不清等问题。

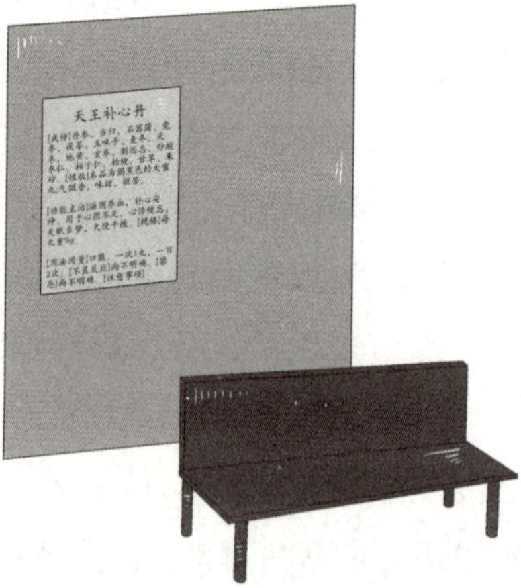

3. 合欢皮（合欢花）

这是豆科植物合欢的树皮，它的味道微甜，性质温和。合欢树有个有趣的特性，那就是它的叶子到了夜晚会自然地两两闭合，显示出明显的生物钟规律。因此，合欢皮及合欢花能够利用这种自然界的时间规律来调整人体的睡眠模式，从而改善失眠等问题。

思维导图

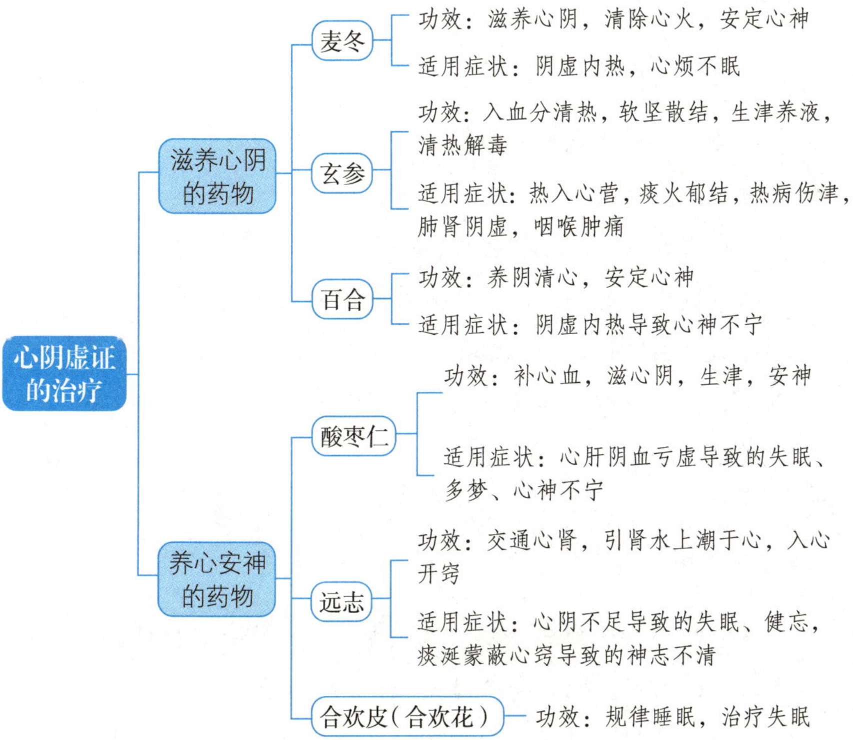

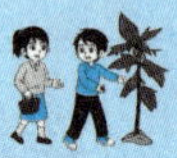

心气虚证

健康问号

问：什么是心气虚证?

答：心气虚证指心脏功能减弱，导致身体表现出虚弱的症状。

很多时候，之所以会产生心气虚证，是因为有些人天生体质就差，或者长时间生病没有得到很好的调养，或者年纪大了身体机能自然衰退。这些原因都会导致心脏功能减弱，气血运行不畅，出现心悸、气短、胸闷、乏力、面色苍白等。

病例在线

李明从小身体瘦弱，毕业后就去了镇上的一家工厂上班。随着时间的推移，他渐渐感到身体有些吃不消了。

最近，李明总是觉得心中不安，时不时就会出现心悸，仿佛心脏无端地乱跳。有时候还会感到胸闷，就像有一块大石头压在胸口，让他喘不过气来。他开始以为是工作太累了，休息一下就好，没想到这种情况越来越频繁。

李明还发现自己变得极易疲倦，以前能轻松完成的工作，现在做一会儿就觉得筋疲力尽。他的声音也越来越低，说话都没了力气，整个人显得气怯无比。稍微活动一下，比如走一段路或者搬点东西，他就会气喘吁吁，症状更加严重。不仅如此，他还常常不自觉地出汗，即使天气不热，也会突然冒出一身汗。

李明的脸色也越来越苍白，没有一丝血色。他意识到自己的身体出了大问题，于是赶紧去看医生。医生经过仔细的诊断，判断李明是心气虚证。医生解释说，李明可能是由于先天不足，再加上长期劳累、久病失养，导致心气不足，鼓动无力，从而出现心悸、怔忡和胸闷。

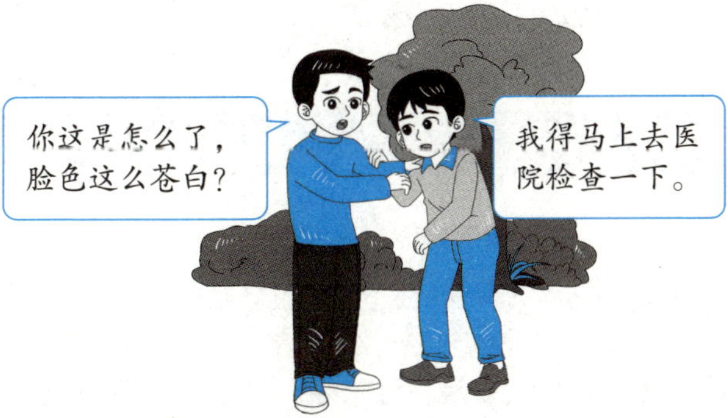
你这是怎么了，
脸色这么苍白？
我得马上去医
院检查一下。

中医解读

心气虚证的表现

当心脏功能虚弱时，就会出现心悸、胸闷。气虚还会导致身体对外界环境的防御能力下降，容易出汗，身体的各项功能也会减弱，出现气短、精神不振，稍微活动就会消耗更多的气，使得这些症状更加严重。此外，气虚还会导致血液循环不畅，气血不足，使得面色苍白，舌头颜色变淡，脉搏也变得虚弱。

所以，判断心气虚证，主要看是否有心悸、精神不振以及其他气虚的症状。

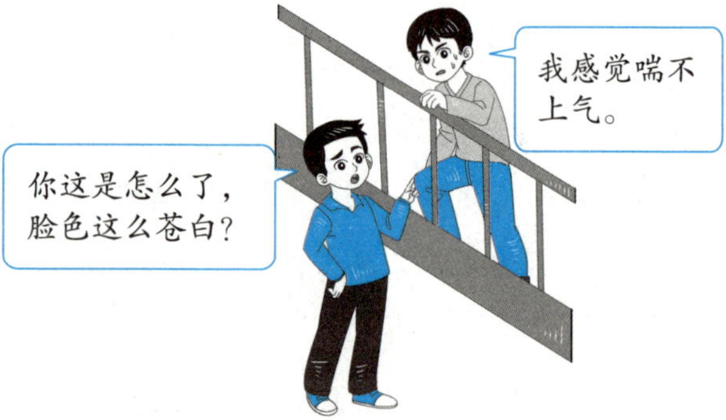

养生百科

心气虚证的治疗

治疗心气虚证，关键在于补益心气、滋养心脏。常用的益气的基础方——四君子汤，药物包括人参、茯苓、白术和甘草。心气不足的人容易受到外界环境的影响或受精神刺激，导致心神不宁。为了缓解因心气不足导致的心神不宁、心悸加重等问题，通常会加入一些安神的药物，如茯神、远志、柏子仁、炒枣仁等。

同时，治疗时也会加入一些养血的药物，如当归、白芍、丹参等。这是因为血为气之母，血是气的源泉，气依附于血中存在，补血有助于补气。补益心气的药物有很多，常见的列举如下。

1. 五味子

五味子能益气生津，特别是它能作用于心脏，补益心气，治疗因心脏气阴两虚而引发的心慌不适。

2. 人参

人参对心脏有很好的滋补作用，能补益心气。对于心气非常虚弱导致的严重情况，比如脉搏很弱、气短、精神倦怠、出大汗等，单独使用人参就能看到效果。此外，人参还能通过补益心气来达到安定心神的目的，治疗因气血不足导致的心慌、睡不好觉、记忆力减退等问题。

3. 炙甘草

炙甘草入心经，补益心气，治疗心气不足导致的脉搏不规律、心悸等症状。

4. 党参

党参同样可以补益脾气、肺气以及心气。治疗心气虚证，还可以选用《仁斋直指方论》中的养心汤。

在这个药方里，黄芪和人参扮演着核心角色，它们的主要功能是强化心脏的动力。当归则作为配角，负责滋养心阴。

茯苓、茯神、酸枣仁、柏子仁、远志和五味子这些药物，它们的共同点是能补益心神并缓解心慌等不适。半夏曲有助于食物的消化，加强脾胃的功能，促进气血的生成。肉桂则像是一个催化剂，能激发身体的活力，促进气血的增长。川芎的作用是确保气血在体内顺畅流动，避免其他滋补药物造成堵塞。

此外，养心汤中还加入了生姜和大枣，它们可以调和脾胃，让气血保持平衡。甘草在方中起到了“和事佬”的作用，它不仅能协调所有药物，还能帮助黄芪和人参更好地发挥补气的作用。

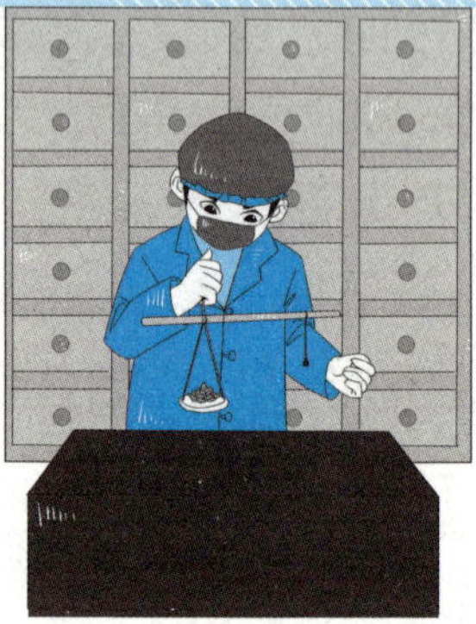

思维导图

- 心气虚证的治疗
  - 益气基础方
    - 四君子汤：人参、茯苓、白术、甘草
  - 安神药物
    - 茯神，远志，柏子仁，炒枣仁
  - 养血药物
    - 当归，白芍，丹参
  - 补益心气药物
    - 五味子：益气，补益心气，治疗心悸
    - 人参：补益心气，安神，治疗重症
    - 炙甘草：补益心气，治疗脉搏不规律、心悸
    - 党参：补益脾气、肺气、心气
  - 养心汤（来自《仁斋直指方论》）

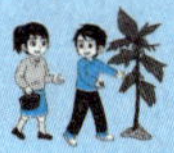

心阳虚证

健康问号

问：什么是心阳虚证？

答：心阳虚证指心脏阳气不足，导致身体出现虚寒的病症。通常来说，这种情况是由心气虚进一步发展而来的，或者是因为其他脏腑的疾病影响了心脏。心脏阳气不足，就会失去推动和温暖身体的力量，导致虚寒在体内产生。

病例在线

林真勤劳能干，为了家庭默默地付出了很多。然而，多年的辛苦工作让她的身体逐渐出现了问题。起初，她只是偶尔觉得心跳不太正常，时不时会有心跳加速的感觉，但她并没有太当回事，以为是累了，休息一下就会好。

可是，随着时间的推移，心跳加速的情况越来越频繁，还常常伴随着一种说不出的心慌感，让她心里非常不安。不仅如此，她开始感到胸口发闷，有时候只是轻微的气喘，有时候却感觉像有一块大石头压在胸口，使她的呼吸变得困难。

慢慢地，林真发现自己变得特别怕冷，即使是在温暖的天气里，她的手脚也总是冰凉的。稍微吹风，她就会觉得冷得刺骨。她还经常不自觉地出汗，尤其是稍微活动一下，汗水就会湿透衣服。

有一天，林真在做家务的时候，突然感到胸口一阵剧烈的疼痛，就像有一把刀刺在她的心脏一样。她疼得脸色都白了，瘫坐在地上，家人见状赶紧把她送到了医院。

医生经过仔细地检查，诊断为心阳虚证。

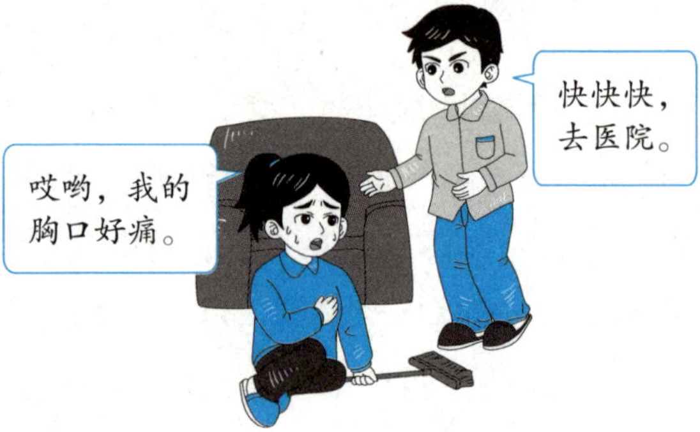

中医解读

心阳虚证的表现

心脏阳气不足，就会让心跳变得不规律，轻者会感到心悸，重者会怔忡。心阳虚弱还会导致宗气不足，胸部阳气不畅，让人感到心胸憋闷、气短。由于心脏运行气血功能减弱，心脉堵塞不通，就会出现心胸疼痛的症状。首先，阳虚会让身体失去温暖，出现畏寒肢冷的症状；其次，阳虚还会导致身体防御能力下降，容易出汗，又因为血脉得不到充足的滋养，加上寒气凝滞，血行不畅，就会出现面色无华或面唇青紫，舌质紫暗，脉象虚弱；最后，还会出现舌质淡胖，舌苔白滑，这是因为阳虚导致寒气过重，水湿不能正常代谢。

所以，诊断心阳虚证主要看是否有心悸、心胸憋闷以及其他阳虚的症状。

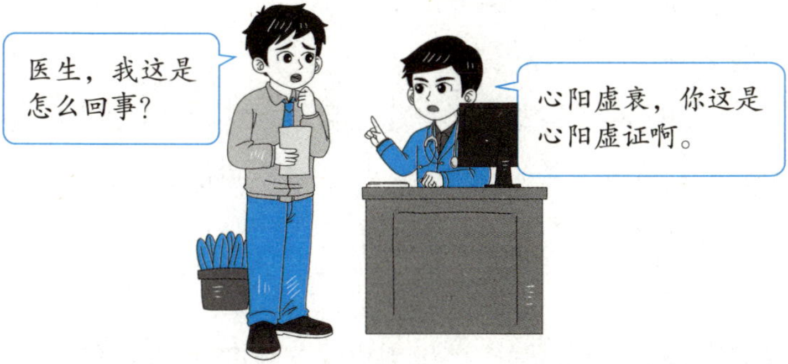
医生，我这是
怎么回事？
心阳虚衰，你这是
心阳虚证啊。

养生百科

心阳虚证的治疗

治疗心阳虚，需要使用能够温暖并疏通心脏阳气的药物。这类药物入心经，味道多辛辣且性质温热，能够深入心脏，温暖并驱散内部的寒邪，补益心脏不足的阳气。以下是一些常见的温暖心阳的药物。

1. 附子

味辛、甘，性质大热，是一种纯阳的药物。附子能够驱散体内的阴寒，药性活跃且不留滞，可以温暖全身的阳气，尤其擅长温暖心脏、脾脏和肾脏的阳气。附子入心经，能治疗心脏阳气极度虚弱导致的严重病症，如四肢冰冷、脉搏微弱等，常与干姜一同使用，比如四逆汤。此外，它还能治疗心脏阳气不足、寒气凝结导致的胸部疼痛和心痛。附子入脾经，能温助脾阳，治疗胃痛和虚寒腹泻；附子入肾经，能温暖肾阳，治疗腰膝冷痛和性功能减退等症状。附子不仅能温暖内脏，还能疏通经络，驱散寒气，治疗关节疼痛。

2. 桂枝

桂枝入心经，温通心阳。它常用于治疗因为心脏阳气不足而导致的心跳异常、心跳过慢。桂枝经常和甘草一起使用，比如桂枝甘草汤。

3. 干姜

干姜入心经和肾经，常用于治疗心肾阳气严重亏损的危急病症，通常与附子一起使用，比如四逆汤。干姜还入脾经和肺经，温暖脾脏，化解肺部痰液。

温通心阳，可用《伤寒论》中的桂枝甘草龙骨牡蛎汤，组成：桂枝 3 克，甘草 6 克，龙骨 6 克，牡蛎 6 克。水煎服。

方中桂枝辛温、炙甘草甘温，辛甘合化为阳，能温补心阳，益气通脉；龙骨、牡蛎重镇，能够镇心安神，治疗心悸。

心之阴阳气血均虚者，可选用炙甘草汤（包含桂枝、炙甘草、生姜、人参、生地黄、阿胶、麦冬、麻仁、大枣等）。此方阴阳双补，滋阴养血，通阳复脉，是治疗心之虚证的重要方剂。

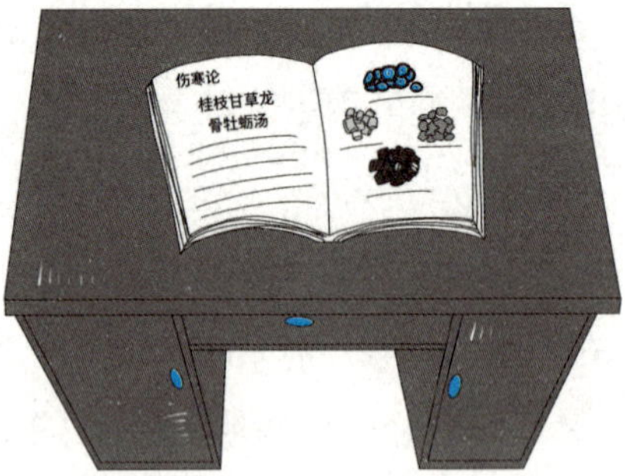

思维导图

- 心阳虚证的治疗
  - 温暖心阳的常用药物
    - 附子
      - 功效：驱散阴寒，补益全身阳气
      - 擅长：温暖心脏、脾脏、肾脏阳气
      - 治疗症状：四肢冰冷、脉搏微弱、胸部疼痛、心痛、胃痛、虚寒腹泻、腰膝冷痛
    - 桂枝
      - 治疗症状：心跳异常、喜按胸口
      - 常用方剂：桂枝甘草汤（与甘草同用）、桂枝甘草龙骨牡蛎汤
    - 干姜
      - 功效：温暖心肾阳气，化解脾脏寒气，化解肺部痰液
      - 常用方剂：四逆汤（与附子同用）
  - 温通心阳的常用方剂
    - 桂枝甘草龙骨牡蛎汤
      - 功效：温补心阳，益气通脉，镇心安神
      - 治疗症状：心悸
    - 炙甘草汤
      - 成分：桂枝、炙甘草、生姜、人参、生地黄、阿胶、麦冬、麻仁、大枣
      - 功效：阴阳双补，滋阴养血，通阳复脉
      - 治疗症状：心之阴阳气血均虚

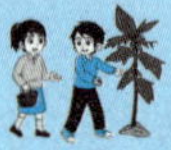

心阳虚脱证

健康问号

问：什么是心阳虚脱证?

答：心阳虚脱证指心阳衰极，阳气暴脱之证候。这是一种非常严重的病症，它的发病有两种情况：一是心阳虚持续加重，就可能发展成心阳虚脱。二是，突然的疾病或伤害也可能导致心阳虚脱。此外，过度使用苦寒的药物也会损伤心脏阳气，严重时还可能导致心阳虚脱。还有一些人天生体质虚弱，心脏阳气不足，稍微有些诱因就可能引发心阳虚脱，这类人可能从出生起心脏发育就不好或者功能较弱。

病例在线

最近一段时间，张辉总是感到心悸，心脏时不时地猛烈跳动几下，有时还会感到胸口隐隐作痛，但他没放在心上。

这天，张辉在给学生们上课，突然感到一阵剧烈的胸痛，仿佛有一只巨手紧紧地攥住了他的心脏。他的脸色瞬间变得苍白，额头上冒出了细密的汗珠。

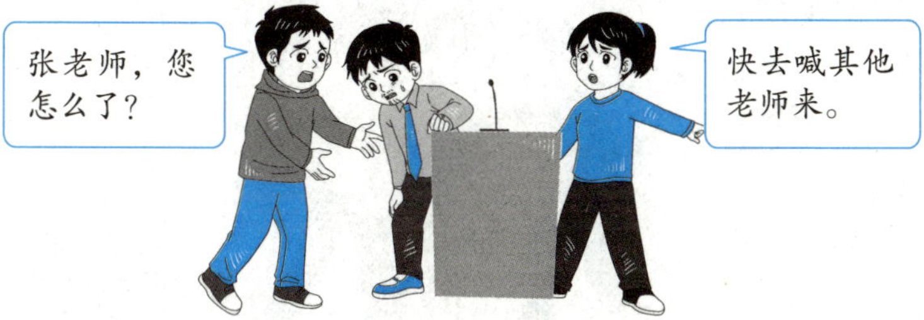

学生们看到老师的异样，赶紧去叫其他老师。很快，张辉被送到了医院。在去医院的路上，张辉的情况越来越糟糕。他的冷汗不停地流下来，湿透了衣衫。四肢也变得冰冷，如同置身于冰窖之中。他的面色苍白如纸，没有一丝血色。他的神志开始模糊，呼吸也变得微弱，仿佛随时都可能停止。

抢救成功后，其他医生对他进行了检查，判断张辉是心阳虚脱证。医生解释说，张辉可能是由于长期的劳累，心阳虚没有得到及时的治疗，导致病情进一步恶化。

中医解读

心阳虚脱证的表现

在心阳虚脱的情况下，心脏阳气极度虚弱，无法温暖身体和脏腑。因此，患者会出现身体怕冷、四肢冰凉；脾胃等脏腑得不到足够的温暖，就会出现腹部冷痛、喜温喜按。心脏因失去温暖和推动力，血液循环受阻，导致面色苍白或青紫，脉搏微弱或不规则。同时，心阳虚脱还会导致宗气外泄，影响肺部的呼吸功能，出现呼吸微弱、胸闷、气短等症状。心脏作为精神活动的所在，当阳气暴脱，精神失去依托，患者可能出现神志不清或昏迷，同时无法固涩汗液，导致大量出汗。

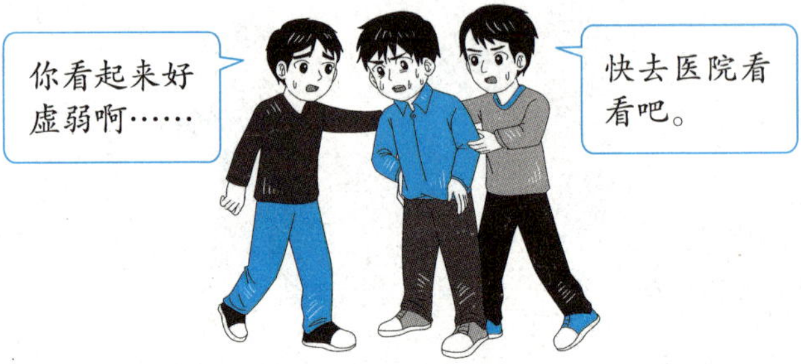

养生百科

心阳虚脱证的治疗

心阳虚脱是一个非常紧急且严重的病症，治疗时需要迅速补充元气、恢复阳气并稳定病情，常用的中药方剂是参附龙牡汤（包含人参、附子、干姜、补骨脂、炙甘草、生龙骨、生牡蛎等），根据具体情况可以调整药物配伍。

面对心阳虚脱这样的紧急情况，治疗需要直接有效，药物要少但效力要强。《世医得效方》中的参附汤是一个好选择，如果条件允许，还应该结合西医的抢救措施。参附汤由 15 克人参和 12 克熟附子组成，煎水服用。人参能补充体力，熟附子能恢复阳气，两者一起能迅速补气回阳，稳定病情。

下面介绍一些常见的治疗方法。

1. 中药治疗

（1）参附龙牡汤：由人参、附子、生龙骨、生牡蛎等药材组成。人参能大补元气，附子能温补阳气，龙骨和牡蛎能收敛固涩，这个方子能大补阳气，用于阳气突然大量流失的情况。

（2）四逆加人参汤：四逆汤（附子、干姜、炙甘草）能恢复阳气，加上人参能大补元气，能增强稳定病情的效果。

2. 针灸治疗

主要穴位有关元、气海、神阙等。关元能培元固本，补益下焦；气海能补气升阳；神阙能回阳固脱。对这些穴位进行针灸，能温阳散寒、恢复阳气。一般会用隔姜灸或隔盐灸来增强效果。

3. 西医治疗

（1）维持生命体征：给予吸氧、心电监护，必要时进行心肺复苏。

（2）补充血容量：根据病情给予补液，以保持血压和循环功能正常。

（3）使用血管活性药物：如多巴胺、去甲肾上腺素等，以提升血压，改善心脏功能。

（4）纠正心律失常：根据心律失常的类型，给予相应的药物治疗。

4. 生活护理

（1）患者需要卧床休息，减少活动，避免加重心脏负担。

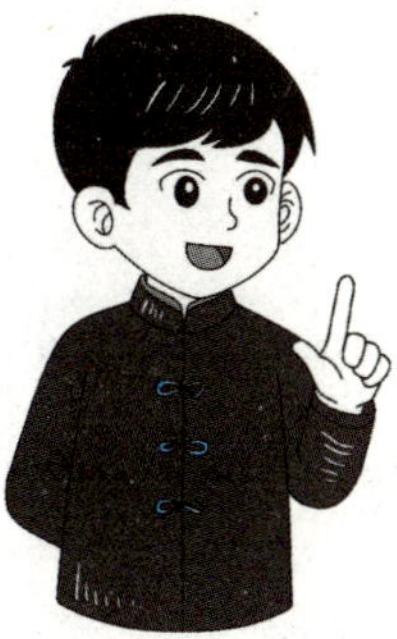

（2）保持环境安静、温暖，避免受到寒冷刺激。

（3）饮食应清淡、易消化，可以提供高热量、高维生素的流质或半流质食物，避免吃得过饱。

思维导图

- 心阳虚脱证的治疗
  - 中药治疗
    - 参附龙牡汤
      - 成分：人参，附子，干姜，补骨脂，炙甘草，生龙骨，生牡蛎
      - 功效：迅速大补元气，恢复阳气
    - 参附汤
      - 成分：人参 15 克、熟附子 12 克
      - 功效：补气回阳
    - 四逆加人参汤
      - 成分：四逆汤（附子、干姜、炙甘草）+ 人参
      - 功效：恢复阳气，大补元气
  - 针灸治疗
    - 主要穴位：关元，气海，神阙
    - 功效：温阳散寒，大补阳气
    - 灸法：隔姜灸，隔盐灸
  - 西医治疗
    - 维持生命体征：吸氧，心电监护，心肺复苏
    - 补充血容量：补液，保持血压和循环功能正常
    - 血管活性药物：多巴胺，去甲肾上腺素等，提升血压，改善心脏功能
    - 纠正心律失常：给予相应的药物治疗
  - 生活护理
    - 卧床休息：减少活动，避免加重心脏负担
    - 环境：安静、温暖，避免寒冷刺激
    - 饮食：清淡、易消化，高热量、高维生素的流质或半流质食物，避免过饱
    - 病情观察：监测神志、面色、心率、血压、尿量等，及时发现并处理并发症

第五章
肝主疏泄，肝病虚证证候

想必大家都听过“心肝”这个词，肝能与被称为“君主之官”的心相提并论，可见肝的重要性。中医认为，肝性升发，主疏泄，喜条达而恶抑郁，开窍于目，在体合筋，其华在爪，在志为怒，肝经属肝、络胆，与胃、肺、肾、脑都有联系，肝一旦生病影响巨大。肝的病理变化有实有虚，还有可能虚实夹杂。常见的肝脏虚证有肝血虚证和肝阴虚证。

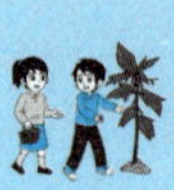

肝血虚证

健康问号

问：什么是肝血虚证？

答：肝血虚证是一种虚弱证候，它是肝失濡养、肝血亏损的表现。造成肝血虚证的原因有很多，如脾胃虚弱、久病重病、失血过多等。中医认为，肝开窍于目，在体为筋，肝血虚证会造成视力下降、夜盲、指甲没有光泽、肢体麻木等。肝血虚证是血虚的一种，因此人会出现面白无华、头晕等症状。

病例在线

晓萱在工作中是一个“拼命三郎”，为了把工作做到更好，她经常加班熬夜到很晚。虽然她在工作上取得了成绩，但她的健康出现了一些问题。她发现自己的视力越来越差，经常出现视物模糊的情况，指甲越来越没有光泽，脸色也不像以前那样红润。意识到这些问题以后，晓萱决定去医院看病。经过详细的问诊和检查，医生告诉晓萱，她这是肝血虚证。晓萱的身体出现问题是由于她平时工作压力大，生活不规律，肝血消耗过多、肝血虚弱造成的。医生不仅给晓萱开了一些补血养肝的中药，还叮嘱她一定要注意休息，调整工作和生活的节奏。这次看诊的经历让晓萱明白了健康的重要性。上班以后，她向老板提出了休假请求，打算利用假期好好调理一下自己的身体。

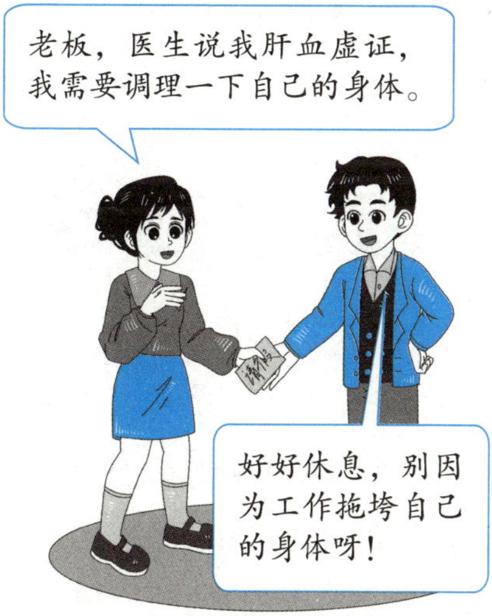
老板，医生说我肝血虚证，我需要调理一下自己的身体。
好好休息，别因为工作拖垮自己的身体呀！

中医解读

肝血虚证的症状

肝血虚证是一种兼具血虚和肝系病变的虚弱证候。清代著名医学家叶天士在《临证指南医案》中提出“女子以肝为先天”的中医理论。女子一旦患有肝血虚证，会冲任失调、血海空虚、气机不畅，出现月经量减少、经血颜色淡甚至闭经等症状。血虚还会导致气血无法荣养头面，出现面唇淡白无华。此外，肝开窍于目，在体合筋，爪甲为筋之余，患有肝血虚证的人会出现视物模糊、夜盲，四肢麻木，指甲没有光泽且脆弱等

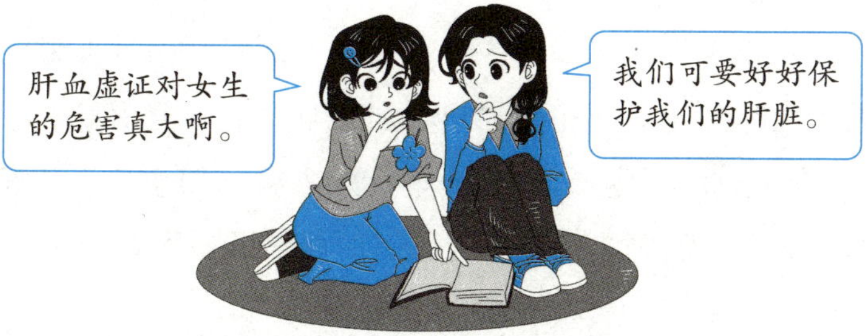
肝血虚证对女生的危害真大啊。
我们可要好好保护我们的肝脏。

症状。由此可见，肝血虚证对于每个人，尤其是女性的健康有很大的危害。

养生百科

肝血虚证的保健

要想改善和治疗肝血虚证，我们就要对症下药。因为肝血虚症同时有血虚和肝系疾病的症状，在应对肝血虚证的时候，我们要以“养血柔肝”为原则。中医认为，“酸入肝”“甘温补血”，因此具备这类药性的中药是治疗的首选。那么，具体有哪些药材和汤剂呢？让我们一起来了解一下。

1. 当归

当归也叫干归、岷当归等，是一种多年生的草本植物，根部入药，是最常用的中药之一。当归性甘、辛、温，无毒，入肝、心、脾经。当归味甘而重，被誉为“补血第一药”，在治疗肝血虚证的中药汤剂里基本都能看到它。在日常生活中，我们也可以在炖汤的时候适量加入一些当归来调养身体。

2. 阿胶

阿胶味甘性平，是传统的补血上品，具有补血滋阴、润燥止血等作用。不论是治疗肝血虚证还是日常保健，我们都可以适量食用阿胶。对于一些特殊人群，如孕妇、儿童、有基础病的人群等，在服用阿胶的时候需要遵医嘱。

3. 白芍

白芍也叫生白芍、芍药，是一种多年生的草本植物，根部入药。白芍性苦、酸，微寒，入肝经和脾经。白芍具有养血敛阴、柔肝止痛、平肝阳的作用，特别适合用于治疗肝血虚证。

4. 四物汤

四物汤被称为“补血圣方”“女子补血第一方”。当然，男性也可以服用四物汤。它是补血的经典方剂，由熟地黄、白芍、当归和川芎四味中药组成，一剂药每种药材各15克。在临床中，如果只是肝血不足，我们可以选用基础的四物汤。当有肝血虚证的其他表现时，我们要根据症状轻重和表现，适量增减药量以及考虑加入其他中药，以期达到更好的治疗效果。如出现双目干涩、视力下降等症状时，可以适量加入菊花、决明子等具有明目作用的中药；女子出现月经量减少、经血颜色淡，可以适量加入一些阿胶、桂圆、大枣等补血活血的中药；如果出现四肢麻木、眩晕等症状，可以适量加入天麻、羌活等祛风通络的中药。

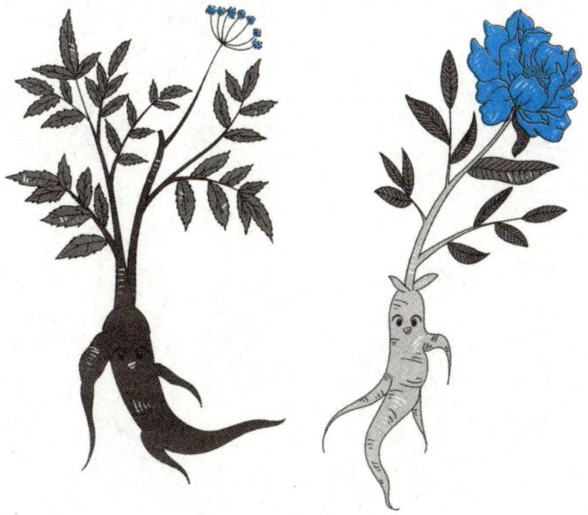

思维导图

- 肝血虚证的保健
  - 原则
    - 养血柔肝
  - 药物
    - 当归
      - 性味：甘、辛、温
      - 入经：肝、心、脾
      - 功效：“补血第一药”
    - 阿胶
      - 性味：甘、平
      - 功效：补血滋阴、润燥止血
      - 注意：特殊人群遵医嘱
    - 白芍
      - 性味：苦、酸，微寒
      - 入经：肝、脾
      - 功效：养血敛阴、柔肝止痛、平抑肝阳
  - 汤剂
    - 四物汤
      - 称号：“补血圣方”“女子补血第一方”（男性亦可用）
      - 基础方：熟地黄、白芍、当归、川芎
    - 加减
      - 双目干涩、视力下降：加菊花、决明子
      - 月经量减少、经血颜色淡：加阿胶、桂圆、大枣
      - 四肢麻木、眩晕：加天麻、羌活

肝阴虚证

健康问号

问：什么是肝阴虚证？它有哪些症状？

答：肝阴虚证是一种肝失濡养，肝阴虚弱、肝阳上亢导致的虚热证候。造成肝阴虚证的原因有很多种，如肝气郁结、情志不畅、肾阴不足、热病后期等。当患有肝阴虚证的时候，患者可能出现五心烦热、面色潮红、视力减退、眼睛干涩、咽干口燥、舌红少津等虚热症状。

病例在线

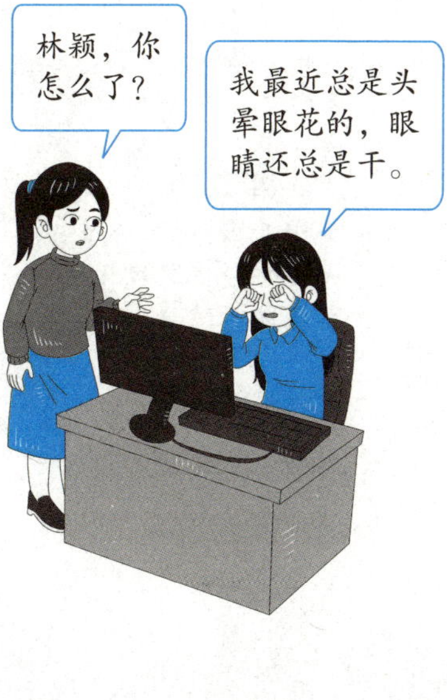

林颖是一家大型企业的销售精英，为了取得更好的销售业绩，她常年处于高强度的工作中，身心压力巨大。久而久之，林颖发现自己的身体发生了很多变化。在看电脑的时候，林颖总是感到眼睛干涩难忍，她总是控制不住地用手去揉眼睛。在工作的时候，她常常会感到心烦气躁，明明刚刚喝完水没多久，还是觉得口干舌燥，并且夜间盗汗。她抽空去医院做了一次身体检查，医生告诉林颖她这是肝阴虚证，是因为她长期精神压力太大，情绪得不到很好的疏解，郁结于肝，伤了肝血和肝阴，虚热内扰导致的。

中医解读

肝阴虚证的表现

肝阴虚证是一种兼具阴虚和肝系统疾病症状的证候。阴虚则阳亢，在临床上，阴虚常表现为五心烦热、潮热盗汗等虚热症状。中医认为，肝属木，肾属水，肾水不涵肝木会导致肝失濡养，造成肝阴虚。此外，湿热侵犯肝经也会导致肝经阴阳失衡，肝阴受损。肝开窍于目，在体合筋，其华在爪，在志为怒。肝阴虚证会引起眼睛干涩、视力减退、口干舌燥、舌苔发红、手足蠕动、烦热盗汗等症状，患者还可能出现情绪不稳定的情况。肝阴虚证对我们的身体和情绪都会出现产生不利影响，我们要对此引起重视。

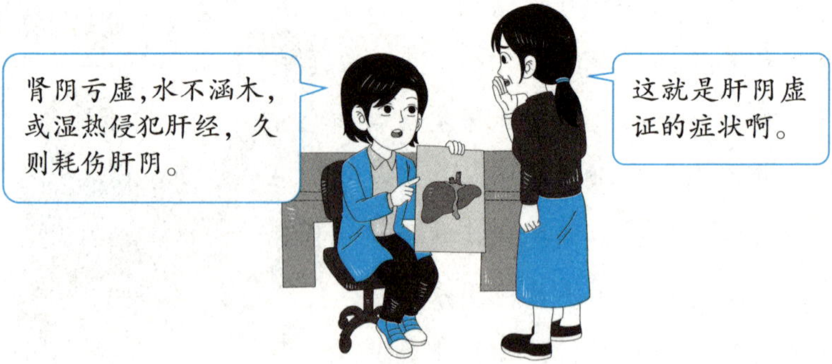
肾阴亏虚，水不涵木，或湿热侵犯肝经，久则耗伤肝阴。
这就是肝阴虚证的症状啊。

养生百科

肝阴虚证的治疗

要想改善和治疗肝阴虚证，要从“滋阴”和“养肝”两方面着手，选择具有这两种功能的中药治疗。此外，情志不遂可能会引起肝阴虚证，而肝阴虚证也会加重情志不遂。因此，在应对肝阴虚证的时候，我们也要注意调畅情志。那么，具体可以从哪些方面改善和治疗呢？

1. 中药治疗

中医常用的治疗肝阴虚证的方剂为一贯煎。它是由北沙参、当归、麦冬、生地黄、枸杞子和川楝子合制而成的中药汤剂，对于肝阴不足、肝郁气滞具有很好的治疗效果。当身体出现不同的症状时，可以酌情加入其他中药：如果出现大便燥结的症状，可以适量加入知母、瓜蒌仁等润燥滑肠的中药；如果出现胁肋胀痛的症状时，可以适量加入郁金、木香等行气解郁的中药。此外，中成药杞菊地黄丸对于肝阴虚证的治疗也有很好的作用，尤其是对由肾阴虚引发的肝阴虚证效果显著。

2. 针灸治疗

除了药物治疗外，中医临床实践证明，针灸对于肝阴虚证具有很好的改善和治疗作用。在针灸的时候，穴位可以选择肝俞、肾俞、三阴交、太冲、血海等穴位，针灸肝俞和肾俞可以改善肝阴肾阴不足的情况；三阴交是脾经、肾经和肝经这三条阴经交汇的穴位，针灸此处对于补阴有很好的效果；太冲为肝经原穴，针灸此处可以疏肝理气；针灸血海则可以养血活血。

这些穴位取穴也较为简便。

3. 生活调养

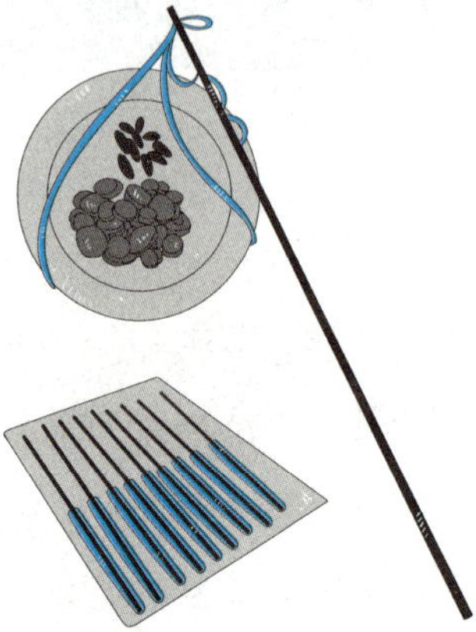

在日常生活中，要想改善和避免肝阴虚证，就要学会管理自己的情绪，避免情绪起伏过大，尽量避免发怒、抑郁等情绪。遇到情绪问题应及时疏解，以免郁结于胸。另外，作息规律、劳逸结合也能很好地改善肝阴虚证。

思维导图

- 肝阴虚证的治疗
  - 滋阴养肝
    - 药方
      - 一贯煎：北沙参、当归、麦冬、生地黄、枸杞子、川楝子
    - 加减
      - 大便燥结：加知母、瓜蒌仁
      - 胁肋胀痛：加郁金、木香
      - 杞菊地黄丸：对肾阴虚引发的肝阴虚证效果显著
  - 针灸治疗
    - 穴位
      - 肝俞：改善肝阴不足
      - 肾俞：改善肾阴不足
      - 三阴交：脾经、肾经、肝经交汇，补阴效果好
      - 太冲：疏肝理气
      - 血海：养血活血
  - 生活调养
    - 调畅情志
    - 避免情绪起伏过大
    - 避免发怒、抑郁等情绪
    - 及时疏解情绪

第六章
脾胃虚损，脾胃病虚证证候

脾脏在人体中的作用十分重要，它负责消化食物、吸收水分与营养、维持体内清气上升及血液正常循环，它偏好干燥环境而厌恶湿气。脾脏功能异常时，可能会出现食欲不振、腹胀、腹泻，或内脏下垂、慢性出血以及身体沉重、水肿等症状。胃则负责接收和初步消化食物，被比作“水谷之海”。胃部不适常表现为胃痛、恶心、呕吐及打嗝等。胃虚弱的状态有胃气虚证、胃阳虚证、胃阴虚证三种，其中胃阴虚与脾虚在表现上有所不同，本章着重讲述胃阴虚的情况。

脾气虚证

健康问号

问：什么是脾气虚证？

答：脾气虚证指人体内脾气不足导致的虚弱情况，主要表现为食欲差、吃得少、肚子胀（特别是吃饭后肚子更胀）、大便稀、身体累、消瘦、面色黄、没精神、不喜欢说话。严重时还会出现身体胖、浮肿的情况。原因可能是体内寒湿、饮食没有规律、劳累过度、思虑太多、呕吐腹泻、天生体弱、年老或大病后没调养好等。

病例在线

晓兰是一位勤劳的家庭主妇，平日里一心照顾家人，忙得不可开交。然而，近期她的身体却出了状况。她变得不爱吃东西，饭菜摆在面前却毫无食欲，吃几口就感觉饱了。饭后肚子胀得难受，大便也不正常。渐渐地，晓兰的脸色开始发黄，整个人没精打采，稍微做点儿家务就会累得气喘吁吁，说话没力气，也不爱说话。

晓兰觉得情况不妙，赶紧去医院检查。医生告诉她，这是脾气虚导致的。原来，她平时吃饭不规律，忙起来就胡乱吃一口，再加上过度劳累，思虑过多，拖垮了自己的身体。脾气虚是一种常见的身体状况，会让身体运化功能失常，所以才会食欲不佳、肚子胀、大便稀，而且饭后症状更严重。同时，脾气虚还会使人气血不足，出现脸色差、没力气、身体消瘦等症状。

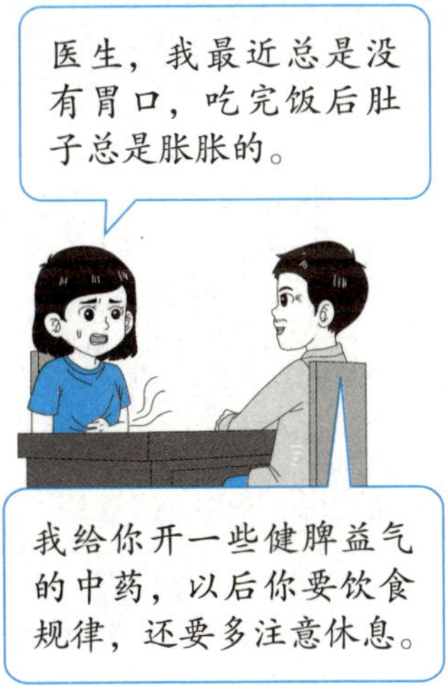
医生，我最近总是没有胃口，吃完饭后肚子总是胀胀的。
我给你开一些健脾益气的中药，以后你要饮食规律，还要多注意休息。

医生给晓兰开了健脾的药，还嘱咐她要注意饮食，多吃易消化且有营养的食物，同时注意休息。晓兰决定听从医生的建议，好好调养身体。

中医解读

脾气虚证的表现

脾脏负责消化和运输，若脾气虚弱，就不能好好工作，营养输送和分散都变得无力，水分也不能正常代谢，所以会出现食欲不振，吃得少，肚子胀等情况；吃完饭后，脾主运化食物，此时脾更虚，肚子胀得更厉害；脾虚导致消化不好，清浊不分，会出现溏便。脾脏还是产生气血的地方，脾虚了，气血就不足，不能滋养身体和肌肉，所以人会感到疲倦，身体消瘦，气血也不能上荣于面部，脸色就显得淡黄或萎黄。脾气虚弱，气血生产不足，脏腑功能也会下降，人就显得没精神，不想说话。如果脾气虚弱，水分不能正常代谢，堆积在身体里，人就会显胖，或者肢体浮肿。舌头颜色淡白，脉搏慢或弱，都是脾气虚的表现。

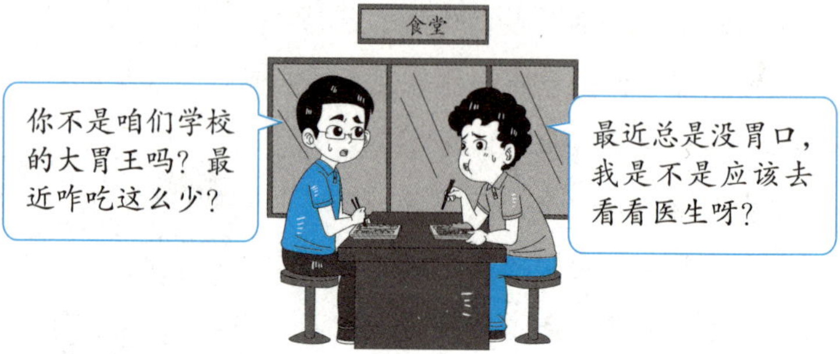
食堂
你不是咱们学校的大胃王吗？最近咋吃这么少？
最近总是没胃口，我是不是应该去看看医生呀？

养生百科

认识健脾好帮手

脾气虚证是一种常见的身体状况，会给人带来诸多不适。治疗脾气虚证的常见方是四君子汤，由人参、白术、茯苓、炙甘草组成。下面给大家介绍几种常见的健脾药。

1. 甘草调和补气

甘草，分为生甘草、炙甘草两种。炙甘草甘温味甜，能补脾气、益心气，还能缓急止痛、调和诸药。生甘草可泻火解毒，对热毒疮疡、咽喉肿痛有效。

2. 大枣养心补脾

大枣肉黄味甜，性温。它能补脾气，改善食欲不振、腹胀、便溏。大枣果皮红褐色，可补心、养心，缓解心神不宁。

3. 人参全面补气

人参黄白相间似人形，味甘苦，性温和。甘温能补气，能调理心气不足所致的心慌、气短、健忘；能治疗脾气不足导致的乏力、食少、便溏；能治疗肺气亏虚导致的少言、喘急；

还能补肾气治疗虚喘和阳痿，危急时能救元气。

4. 白术健脾祛湿

白术香气浓，味甘温。甘温益气，香入脾，是补气健脾的良药。能治脾气虚引起的食少、腹胀、便溏；可燥湿化痰、利水消肿，治脾虚水停；能固表止汗，常与黄芪同用；还能安胎。

5. 党参温和补脾

党参味甘性平，黄白色。甘能补脾，可补脾气，增力气、改胃口、调大便。能补肺气，治气短咳嗽。可生血、生津，功效类似人参但补力较弱，用于慢性病、轻症，但无补肾、益智之效。

6. 黄芪升提补气

黄芪色黄味甘，性温。黄入脾，甘温益气，补脾气佳。能利水消肿、升提脾气，治脱肛和内脏下垂；可治气血两虚、生津、固摄肺气、补脾生肌。与党参均能补脾气、生血、生津，还有实卫固表、托疮生肌之效。

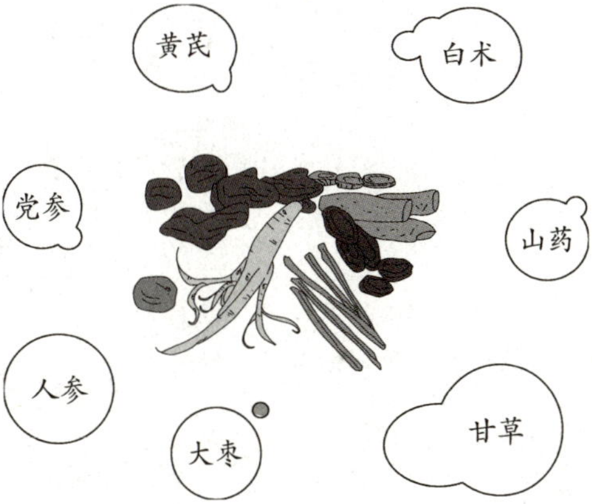

7. 山药气阴双补

山药味甘性平。色黄味甘入脾，黏液多补脾阴，气阴双补。能健脾止泻，补肺气、滋肺阴，治肺虚咳喘。

思维导图

- 健脾好帮手
  - 四君子汤
    - 组成：人参、白术、茯苓、炙甘草
    - 功效：治疗脾气虚证
  - 健脾药材
    - 甘草
      - 功效：补脾气，益心气，缓急止痛，调和诸药
      - 分类：炙甘草和生甘草
    - 大枣
      - 功效：养心补脾，改善食欲不振、腹胀、便溏
      - 特点：肉黄味甜，性温，果皮补心
    - 人参
      - 功效：全面补气，调理心、脾、肺、肾气不足
      - 特点：黄白相间，味甘苦，性温和
    - 白术
      - 功效：健脾祛湿，治脾气虚，燥湿化痰，利水消肿
      - 特点：香气浓，味甘温
    - 党参
      - 功效：温和补脾，增力气，改胃口，调大便
      - 特点：味甘性平，黄白色，补力较弱
    - 黄芪
      - 功效：升提补气，利水消肿，治内脏下垂
      - 特点：色黄味甘，性温，能升能固
    - 山药
      - 功效：气阴双补，健脾止泻，补肺气，滋肺阴，补肾
      - 特点：味甘性平，色黄味甘入脾，黏液多补脾阴

脾阳虚证

健康问号

问：什么是脾阳虚证？

答：脾阳虚证是脾脏阳气不足产生的虚寒证候。其成因有很多种，可能是脾气虚加重导致，也可能是吃太多生冷食物，或被外部寒邪侵入，或过多使用苦寒药物，从而损伤脾阳，也可能是肾阳不足影响脾阳。主要辨证要点为食少、腹胀、使溏与虚寒症状一起出现，比如胃口不好、肚子胀、大便稀，还有怕冷、四肢不暖、脸色不佳、舌头淡胖、舌苔白滑、脉象沉迟无力等。

病例在线

阿强是个勤劳的农民，每天日出而作，一直为了家人而努力干活。最近，他感觉身体差了很多。一开始，他只是觉得胃口不好，以前喜欢的美食也觉得没有味道。慢慢地，他开始感觉肚子疼，好像有冷气在里面。

后来，阿强的身体越来越差。双腿变得十分臃肿，而且还特别怕冷，夏天手脚也冰凉。脸色苍白，没精神。在家人的劝说下，阿强去看了医生。医生检查后说他是脾阳虚。可能是因为他劳作太辛苦，导致身体太劳累，加上脾气虚没有得到及时有效的治疗；也可能是平时吃太多凉的东西；还可能是年纪大了，肾阳不够，不能养脾。

听了医生的叮嘱，阿强决定好好调养身体。他开始规律作息，不让自己太过劳累，也开始注意保暖了。阿强也希望自己能早点恢复健康，继续为家人的幸福而努力。

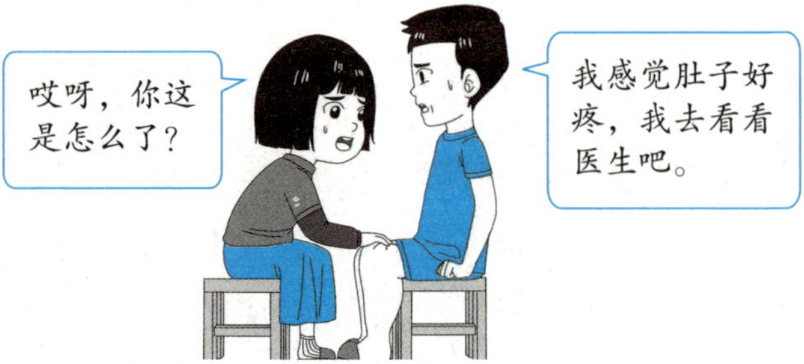
哎呀，你这是怎么了？
我感觉肚子好疼，我去看看医生吧。

中医解读

脾阳虚证的表现

脾阳虚证，是一种体内虚寒的病症。它可能因脾气虚弱进一步恶化而来，或是吃了太多生冷食物、寒气侵入脾脏，甚至过度服用苦寒药物，损伤了脾阳。有时，肾阳不足也会导致脾阳得不到温暖。得了脾阳虚，人会吃得少、肚子胀、大便稀，就像脾气虚那样。另外，四肢会发冷，因为脾主四肢，脾阳不足就暖不了手脚。从脉象上看，脉沉缓无力。这些都是脾阳虚的常见症状。

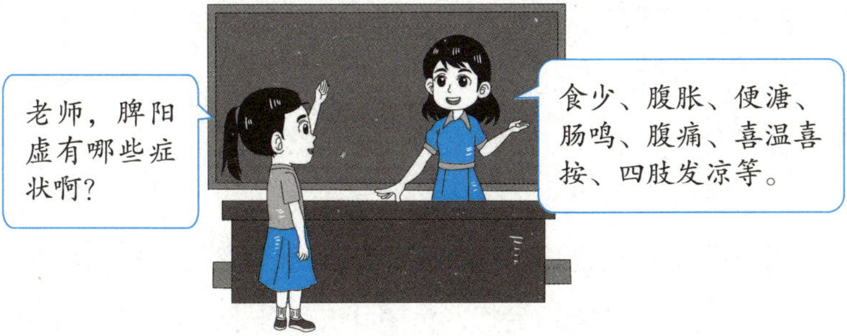
老师，脾阳虚有哪些症状啊？
食少、腹胀、便溏、肠鸣、腹痛、喜温喜按、四肢发凉等。

养生百科

温补脾阳的药物

脾阳虚证属于虚寒证候，会有食少腹胀、便溏、腹痛、四肢发凉等表现，对患者的生活影响很大。中医治疗脾阳虚证常采用温阳益脾的办法，理中汤就是一个经典方剂，由人参、干姜、炙甘草、白术组成，能温中祛寒、调理脾胃。除了理中汤，还有一些中药能温补脾阳。

1. 干姜暖胃止痛

干姜是通过干燥姜科植物姜的根茎得来的，它味道辛辣，性质温热，颜色偏黄。干姜能够温暖脾胃，对于因为脾胃受寒而导致的腹痛、呕吐和拉肚子有很好的缓解作用。在治疗脾阳虚的病症时，干姜经常被用作主要药物，帮助温暖身体，驱散寒气，恢复脾胃的正常功能。

2. 吴茱萸脾肾双补兼疏肝

吴茱萸是芸香科植物的一种果实，颜色黄黑相间，味道辛辣，性质温热。它能够同时作用于脾和肾，对于脾肾两虚引起的拉肚子很有帮助。此外，吴茱萸还能舒缓肝脏，减轻因为肝脾不和导致的胸部和胁肋部位的胀痛。在临床上，吴茱萸常常和其他中药一起使用，以增强其温补脾胃的效果。

3. 肉桂温阳散寒

肉桂是樟科植物肉桂的树皮，味道既辛又甘，性质大热。它不仅能够温补肾阳，治疗因为肾阳虚而导致的腰膝酸软和冷痛，还能温暖脾胃，缓解胃部冷痛。肉桂的辛甘味能够化生阳气，帮助身体驱散寒气，是温补脾胃的常用中药。在治疗脾阳虚的病症时，肉桂常常和干姜等其他中药一起使用，以增强其温阳散寒的功效。

4. 补骨脂温肾暖脾

补骨脂，也被称为破故纸，它的颜色偏黑，味道辛辣，性质温热。补骨脂能够温补肾阳，对于因为肾阳虚而导致的尿频、遗精等问题有很好的治疗效果。同时，它还能通过温肾来固摄精液，治疗尿频尿急等泌尿系统的疾病。

此外，补骨脂还能温暖脾胃，治疗因为脾胃受寒而导致的拉肚子。在治疗脾肾阳虚的病症时，补骨脂常常和肉桂等中药一起使用，共同发挥温阳止泻的作用。

温补脾阳的药物

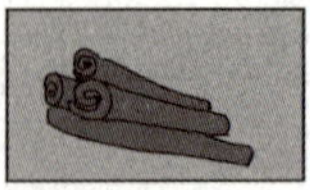

肉桂

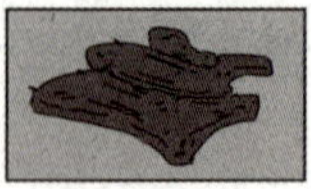

干姜

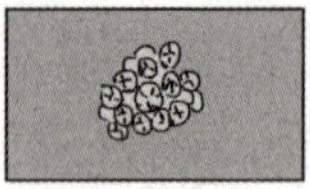

吴茱萸

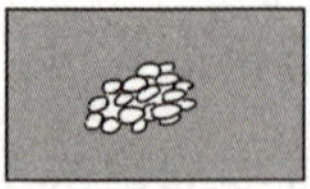

补骨脂

思维导图

- 温补脾阳的药物
  - 理中汤
    - 组成：人参、干姜、炙甘草、白术
    - 功效：温中祛寒，调理脾胃
  - 温补脾阳代表药物
    - 干姜
      - 功效：暖胃止痛
      - 特点：辛辣，温热，偏黄色
      - 适应证：脾胃受寒导致的腹痛、呕吐、拉肚子
    - 吴茱萸
      - 功效：脾肾双补，疏肝
      - 特点：黄黑相间，辛辣，温热
      - 适应证：脾肾两虚引起的拉肚子，肝脾不和导致的胀痛
    - 肉桂
      - 功效：温阳散寒
      - 特点：辛甘，大热
      - 适应证：肾阳虚导致的腰膝酸软、冷痛，胃部冷痛
      - 常配：干姜等中药
    - 补骨脂
      - 功效：温肾暖脾
      - 特点：偏黑，辛辣，温热
      - 适应证：肾阳虚导致的尿频、遗精，脾胃受寒导致的拉肚子
      - 常配：肉桂等中药

脾虚气陷证

健康问号

问： 什么是脾虚气陷证？

答： 脾虚气陷证即中气下陷证，是由于脾气虚弱致使中气不能维持正常位置而出现的虚弱表现。其成因可能是脾气长期虚弱、长期腹泻、身体过度劳累、女性生育过多且产后调理不当等。主要症状有腹部下坠、胀满，尤其是吃完饭后更明显，还可能出现内脏下垂，比如肛门下坠、长期拉肚子、脱肛、子宫下垂等，同时还会伴有头晕、食欲差、大便不成形、气短无力等症状。

病例在线

甜甜开了一家杂货店，一直以来，她靠着勤劳与热情经营小店，生活过得充实且快乐。然而，时光悄然流逝，她的身体渐渐出现了问题。

甜甜发现自己不仅说话声音小了很多，而且胃口也变差了，吃点儿东西肚子就胀，大便也不规律，总是稀溏。而且，稍微活动腹部就有沉重感，很不舒服。

有一天，甜甜在搬货的时候，突然觉得下半身不太对劲儿，便连忙去了医院。

经过医生的诊治，医生告诉她这是脾虚气陷。原因是长期劳累加上饮食不规律，使得身体机能下降了。医生建议她多休息，好好调整饮食，还开了些药帮她调理身体。甜甜听了医生的话，心里很不是滋味。她明白，不能再像过去那样拼命干活儿了，必须把自己的身体照顾好。

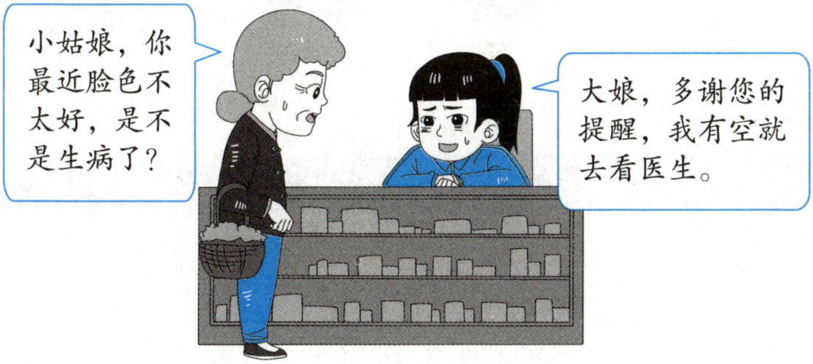
小姑娘，你最近脸色不太好，是不是生病了？
大娘，多谢您的提醒，我有空就去看医生。

中医解读

脾虚气陷证的表现

脾虚气陷，源于脾气虚弱，身体便陷入一种亚健康状态。人会感到气短没力气，精神萎靡，声音也显得低沉。胃口变差，大便也变稀。由于脾气不足，营养无法输送到全身，导致头晕、四肢发软。

此外，脾气下陷还会导致内脏下垂，比如胃、子宫等，让人饭后感觉腹部坠胀。更严重的是，脾虚气陷还会导致气血生成不足，身体机能下降，人变得消瘦、面色萎黄，声音低沉无力。脾胃功能减弱还可能引发体内湿热，导致发热。

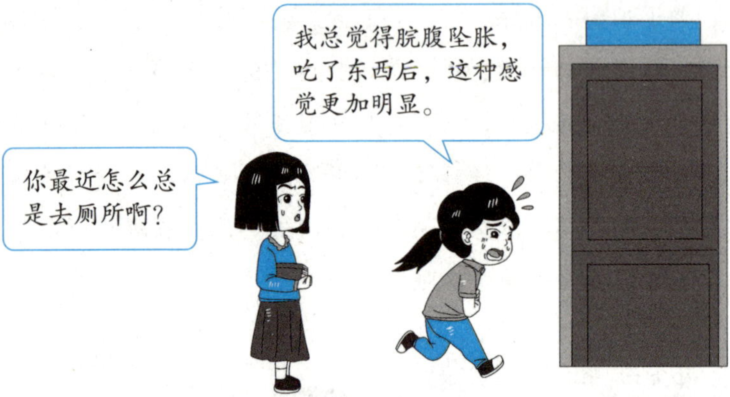
你最近怎么总是去厕所啊？
我总觉得脘腹坠胀，吃了东西后，这种感觉更加明显。

养生百科

脾虚气陷证的调理法

中医里，脾虚气陷被视为一种气血不足的证候。它不仅让人气短乏力、精神萎靡，还可能引发声音低沉、食欲不振、大便稀溏等一系列健康问题。下面给大家介绍下几种治疗脾虚气陷的中药。

1. 葛根升发脾气

葛根以其独特的升发之性，成为治疗中气下陷的常用且有效的药物。它不仅能升发脾气，治疗中气下陷的证候，如久泻、久痢等，还能滋养全身，为身体提供源源不断的能量。在七味白术散、葛根芩连汤等方剂中，葛根都发挥着举足轻重的作用。

2. 升麻升举脾气

升麻以其独特的上升之性，成为治疗脾虚气陷的得力助手。它善于升举脾气，升发脾之清阳，对于脱肛、子宫脱垂等下垂症状具有显著疗效。在补中益气汤等方剂中，升麻与柴胡共同发挥升阳举陷的作用，助力脾气恢复，提升身体机能。

3. 柴胡升阳举陷

柴胡，这味药材不仅具有升举脾胃清阳之气的功效，还能疏散在表之风热，治疗外感发热。其疏肝解郁的作用更是为众多肝郁患者带来了福音。在补中益气汤中，柴胡与升麻配伍相得益彰，共同守护脾胃健康，提升身体免疫力。

此外，针对脾虚气陷这一病症，中医推崇健脾益气、升阳举陷的治疗原则，补中益气汤是常用的一个方剂。它作为中医的经典方剂，以其独特的药物组合，成为治疗脾虚气陷的首选。这个方剂中，黄芪以其补中益气、升阳固表的特性担任君药，与人参、白术、炙甘草等益气健脾的臣药相辅相成，共同构建起一道坚实的健康防线。陈皮与当归作为佐药，前者理气宽中，后者补血活血，使全方补而不滞，气血相依。升麻与柴胡作为使药，以其升阳举陷之力，助力脾气上升，恢复身体机能。

治疗脾虚气陷的补气提升药

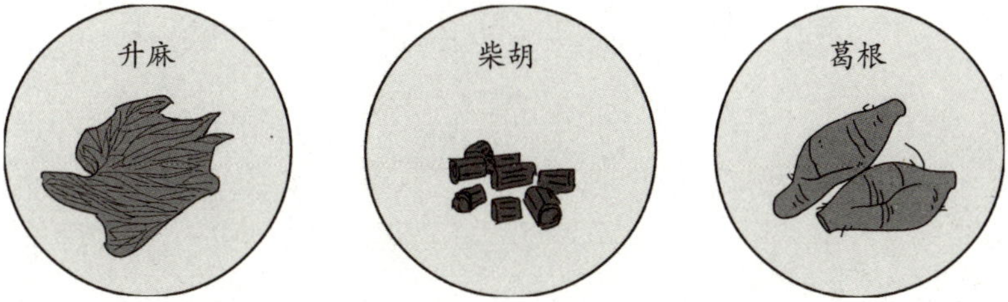

思维导图

- 脾虚气陷证的调理
  - 脾虚气陷的表现
    - 气短乏力
    - 精神萎靡
    - 声音低沉
    - 食欲不振
    - 大便稀溏
  - 调理药材
    - 葛根
      - 功效：升发脾气，滋养全身
      - 方剂应用：七味白术散，葛根芩连汤
    - 升麻
      - 功效：升举脾气，升发脾之清阳
      - 疗效：能治疗脱肛、子宫脱垂等下垂症状
      - 方剂应用：补中益气汤
    - 柴胡
      - 功效：升举脾胃清阳之气，疏散风热，疏肝解郁
      - 方剂应用：补中益气汤
      - 疗效：能治疗外感发热等病症

脾不统血证

健康问号

问：什么是脾不统血证？

答：脾不统血证是由于脾脏功能虚弱，不能有效统摄血液，致使血溢于脉外，引起长期出血的问题，比如吐血、大便带血、尿血、皮肤瘀斑、流鼻血，女性会出现月经太多或淋漓不尽。同时，患者会有吃得少、拉肚子、脸色黄、没力气、不想说话等气血不足的症状。这些出血和气血不足的症状总是一起出现，患者的舌头颜色较淡，舌苔发白，脉搏也显得细弱无力。

病例在线

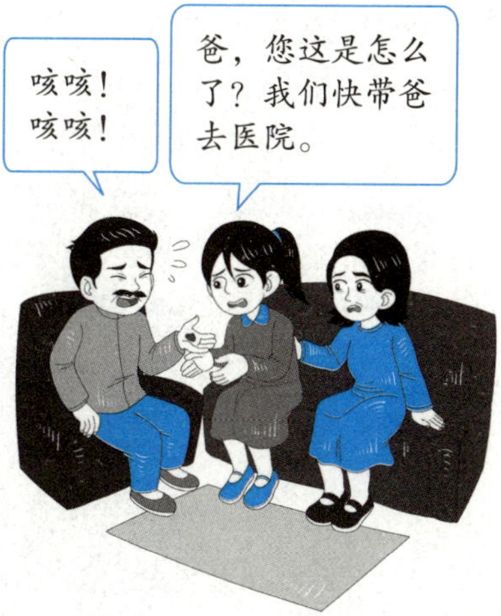

李伯在近日一次不经意间的咳嗽中，惊讶地发现痰中带有血丝，他便赶紧去医院检查。医生诊断后，发现李伯不仅痰中带血，还有皮下瘀斑，医生说这是脾不统血证。

李伯一生勤劳，年轻时为家付出很多，现在年纪大了，身体越来越差。长期劳累加上年龄增长，他的脾气虚弱，统摄不住血液，随之出现各种慢性出血症状，比如吐血、便血、尿血、皮肤紫斑、流鼻血等。后来，他的食欲变得很差，吃得很少，还常常感觉肚子疼，很不舒服。长期的出血以及脾气虚弱的状况，又进一步加重了血虚的程度。这使得他的面色变得极为苍白，时常感到头晕目眩。他的舌头颜色很淡，脉搏也十分细弱。

医生给李伯开了健脾益气、统摄血液的中药，还嘱咐他一定要多休息，不能再过度劳累了。李伯也意识到健康的重要性，决定好好调养身体，争取早日恢复健康。

中医解读

脾不统血证的表现

脾不统血证就是因为脾气虚弱，固摄不住血液了，所以血溢于脉外，出现慢性出血。如果胃肠血液失于固摄，就会吐血或者便血；如果膀胱血液失于固摄，就会尿血；如果肌肤血液

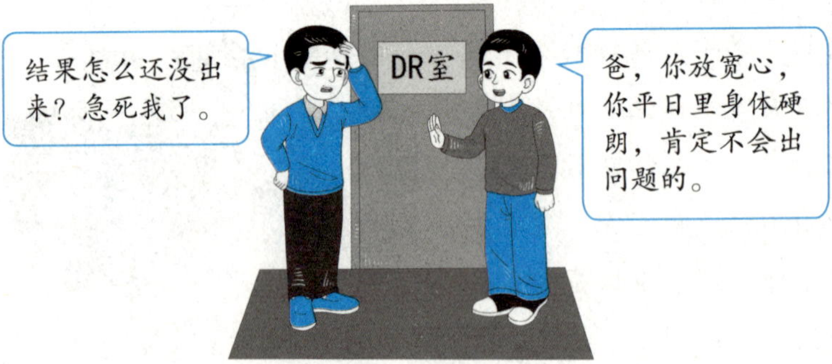
结果怎么还没出来？急死我了。
DR室
爸，你放宽心，你平日里身体硬朗，肯定不会出问题的。

失于固摄，就会有紫癜或者紫斑，也叫肌衄。此外，脾气虚弱还会影响女性的冲任二脉，出现月经量变多或者崩漏。这个病还会有气虚的表现，比如不想吃饭、肚子胀、大便稀溏。出血的地方越多，气虚就越严重，身体也就越糟糕。一般是因为生病时间长，或者太累伤了脾气，才会让脾统血的功能不正常，出现脾不统血证。

养生百科

脾不统血证的治疗之法

脾不统血证作为中医常见的一种证候，治疗的关键在于健脾益气，引血归经，中医常用归脾汤这一方剂来进行治疗。下面我们重点介绍归脾汤这一经典方剂，以及艾叶、炮姜等药材在治疗中的应用。

1. 归脾汤气血双补

归脾汤是治疗脾不统血证的经典方剂，由白术、当归、茯苓、黄芪、龙眼肉、远志、炒酸枣仁、木香、甘草、人参等多种药材组成。此方剂气血双补，对于心脾两虚、血不养心等症状有良好疗效。水煎服后，能够改善胃和十二指肠出血、血小板减少性紫癜、功能失调性子宫出血等多种疾病。归脾汤不仅限于治疗心脾两虚、血不养心等症状，元代医家危亦林还将其应用到治疗脾不统血之吐血、下血证。归脾汤中的黄芪、人参、白术等药材补脾益气，当归、龙眼肉等养血补心，木香理气醒脾，共同构成了气血双补、固摄血液的经典方剂。

2. 艾叶温阳止血

艾叶作为菊科植物艾的叶，味辛、苦，性热，具有温经散寒、温暖胞宫的功效。对于妇女下焦虚寒、宫寒痛经、不孕等症状有显著疗效。同时，艾叶还能补阳气，起到止血的作用，特别适用于脾不统血证中的出血症状。

3. 炮姜温经止血

炮姜是干姜的炮制品，味辛，性热，擅长走中焦，能够温经止血。对于脾阳虚失于统摄之吐血、便血、崩漏等症状，炮姜都有较好的止血效果。在治疗脾不统血证时，炮姜常作为重要的止血药物使用。

4. 个性化治疗

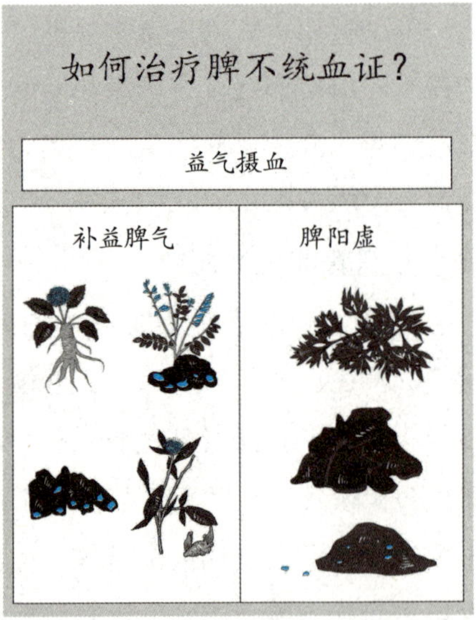

值得注意的是，虽然归脾汤是治疗脾不统血证的经典方剂，但在实际应用中，中医会根据患者的具体情况进行个性化调整。例如，对于出血部位的不同，中医会配合相应的止血药，以增强治疗效果。如崩漏下血可加地榆炭，鼻衄或齿衄可加生地黄、生柏叶等。这样的个性化治疗方案能够更准确地针对患者的症状，从而提高治疗效果。

思维导图

- 脾不统血证的治疗之法
  - 归脾汤
    - 组成：白术、当归、茯苓、黄芪、龙眼肉、远志、炒酸枣仁、木香、甘草、人参等
    - 功效：气血双补，固摄血液
    - 应用：心脾两虚，血不养心，胃和十二指肠出血，血小板减少性紫癜，功能失调性子宫出血，脾不统血之吐血、下血证
    - 关键药材：黄芪、人参、白术、当归、龙眼肉、木香
  - 艾叶
    - 功效：温经散寒，温暖胞宫，补益阳气，止血
    - 应用：妇女下焦虚寒，宫寒痛经，不孕，脾不统血证中的出血症状
  - 炮姜
    - 功效：温经止血
    - 应用：脾阳虚失于统摄之吐血、便血、崩漏等症状
  - 个性化治疗
    - 调整：根据患者具体情况进行个性化调整
    - 止血药材配合：崩漏下血加地榆炭，鼻衄或齿衄加生地黄、生柏叶等
    - 目标：更准确地针对患者的症状，提高治疗效果

胃阴虚证

健康问号

问：什么是胃阴虚证，它有哪些表现？

答：胃阴虚证是胃里阴液不足，有灼热感。这可能是因为高热后伤了胃阴，或者心情不好、吃辣太多、用药不当等损伤胃阴。胃阴虚了，就会胃痛、烧心，感觉不舒服，饥饿但不想吃，还可能出现干呕、打嗝等症状。嘴里干、喉咙干，大便干燥、小便少，舌头红、苔少，这些都是胃阴虚的表现。

病例在线

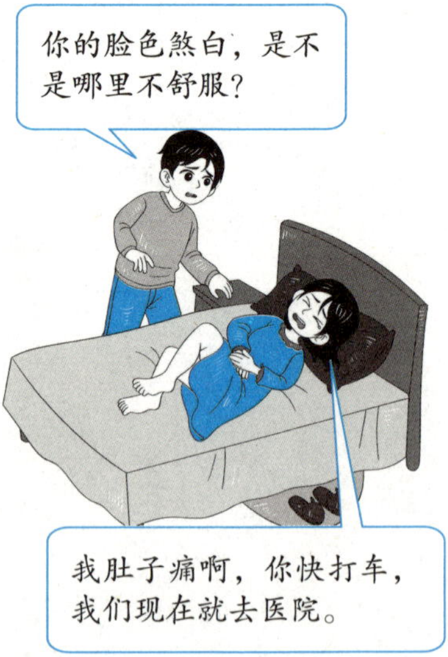

晓琳开了一家很受欢迎的咖啡馆，前一段时间，咖啡馆生意特别好，晓琳忙得晕头转向。慢慢地，她身体出问题了。胃老是隐隐作痛，还有灼热感，特别难受。明明经常觉得饿，可看到好吃的却不想吃。而且嘴巴和喉咙干，喝很多水都不管用。排便也变得异常困难，大便干结，小便次数减少，这一切让她的生活变得混乱不堪。

意识到身体已经发出了警告，晓琳决定去看医生。医生诊断她是胃阴虚证。原来是长时间劳累、吃饭不规律，再加上心情压抑，伤了胃阴。在医生的精心治疗下，加之晓琳调整了生活方式，她的身体恢复了健康。现在的她格外珍惜这来之不易的健康生活，用心经营着自己的咖啡馆。

中医解读

胃阴虚证的表现

胃阴虚证是一种胃虚弱的病理状态，意味着胃里阴液不足，胃失去了濡润，功能也不正常了。胃正常工作既需要胃气温暖，也离不开胃阴滋养。胃阴不足时，会有很多干燥的表现。比如胃会隐隐作痛，还有灼热感，这是因为胃阴虚而生内热。热聚在胃里，患者会觉得胃不舒服，而且因为胃没得到濡润，食欲也会受影响，虽然饥饿也不想吃东西。胃阴不足还会

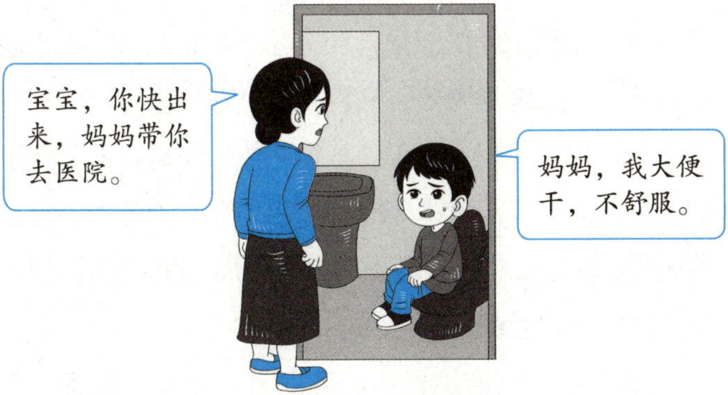
宝宝，你快出来，妈妈带你去医院。
妈妈，我大便干，不舒服。

口干咽燥，大便也干燥难解。看舌象的话，胃阴虚的人大多是舌红少苔。以上这些都是胃阴虚证的主要表现。

养生百科

胃阴虚证的治疗

中医认为，胃阴虚证的治疗重点是滋养胃阴，让胃恢复正常的生理功能。胃阴虚会出现很多不舒服的症状，如胃部有灼热感、口干咽燥、大便干燥难解等。要解决这些问题，就需要用一些滋养胃阴的中药和方剂。

1. 石斛滋阴养胃

石斛是兰科植物的茎，颜色黄润，味甘性微寒。它有很强的滋阴养胃的作用，能治疗胃阴虚引起的胃隐痛、口干舌燥等症状。石斛液浓如蜜，还能补肾阴，对视物不清等肾阴虚的问题也有效果。实验表明，石斛水煎剂能促进胃液分泌，帮助消化，进一步证明了它的养胃功效。

2. 麦冬清热生津

麦冬是百合科植物的块根，淡黄色，味甘性微寒。它能清热生津、滋养心肺，是清胃热、滋胃阴的好药材。对于治疗胃阴虚导致的舌干口渴、胃脘疼痛等症状很有效。同时，麦冬还能养肺阴、清肺热，能治疗干咳少痰等肺热阴虚证。麦冬入心经，清心火、养心阴、除烦安神，对阴虚内热、心烦不眠有治疗作用。

3. 玉竹和胃生津

玉竹是百合科植物的根茎，黄白色，味甘性微寒。它有清热生津、润肺养胃的特性，是治疗胃阴不足、口干舌燥、食欲不振的佳品。和麦冬、沙参等一起入药，能增强养胃生津的效果。玉竹还能养阴润肺，治疗肺阴虚引起的咳嗽、少痰、声音嘶哑等症状。

4. 沙参滋养胃阴

沙参是伞形科植物珊瑚菜的根部，黄白色，味甘性微寒。它能润肺、滋养胃阴，治疗胃阴虚的口干多饮、饥不欲食等症状。沙参色白入肺，能滋补肺阴，对治疗阴虚肺燥的干咳少痰、咽干、音哑等效果较好。

5. 益胃汤滋养胃阴

益胃汤是治疗胃阴虚证的经典方剂，由沙参、麦冬、生地黄、玉竹、冰糖等组成。生地黄、麦冬是君药，养阴清热、生津润燥。沙参、玉竹是臣药，辅助君药以养胃生津。冰糖是佐使药，甘凉濡养肺胃，调和诸药。益胃汤甘凉清润、清而不寒、润而不腻，常用于慢性胃炎、小儿厌食症等舌红少苔、胃阴亏损的人群。

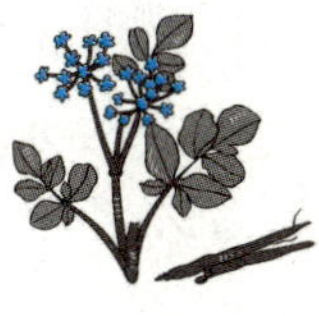
沙参

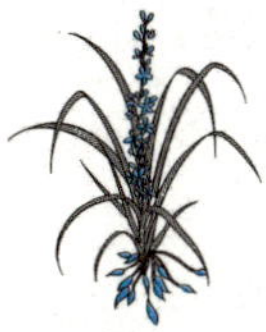
麦冬

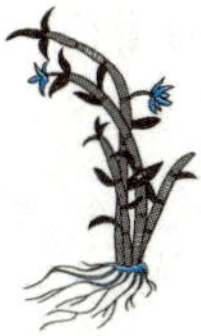
石斛

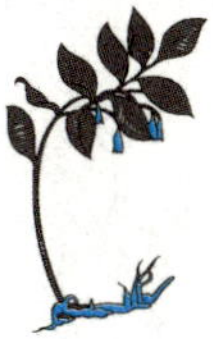
玉竹

思维导图

- **胃阴虚证的治疗**
  - 治疗重点
    - 滋养胃阴
    - 恢复胃的生理功能
  - 症状
    - 胃部隐痛有灼热感
    - 口干咽燥
    - 大便干燥难解
  - 药材
    - 石斛
      - 功效：滋阴养胃，补肾阴
      - 应用：治疗胃阴虚引起的胃隐痛，口干舌燥
    - 麦冬
      - 功效：清热生津，滋养心肺
      - 应用：治疗胃阴虚导致的舌干口渴，胃疼痛
      - 其他作用：养肺阴，清肺热，清心火，养心阴，除烦安神
    - 玉竹
      - 功效：清热生津，润肺养胃
      - 应用：胃阴不足，口干舌燥，食欲不振
      - 其他作用：养阴润肺，治疗肺阴虚引起的咳嗽
    - 沙参
      - 功效：甘寒润肺，滋养胃阴
      - 应用：治疗胃阴虚引起的口干多饮，饥不欲食
      - 其他作用：滋补肺阴，治疗阴虚肺燥的干咳
  - 方剂
    - 益胃汤
      - 组成：沙参、麦冬、生地黄、玉竹、冰糖
      - 功效：滋养胃阴

第七章
肺居胸中，肺病虚证证候

肺和心脏都在胸腔里。肺要是出了问题，最常见的症状就是咳嗽、气喘、咳痰和胸口闷，这是因为肺的正常呼吸功能被打乱了。肺和鼻子相通，肺不好时，鼻子可能会鼻塞、流鼻涕、打喷嚏。另外，如果肺的保护功能变弱，人就容易出汗、怕风，还容易感冒。喉咙是肺的“大门”，肺有问题时，喉咙可能会干痒，甚至声音嘶哑或说不出话。肺病虚证主要包括肺气虚和肺阴虚两种。

肺气虚证

健康问号

问： 什么是肺气虚证？

答： 肺气虚证指肺部功能不强，呼吸没有力气，身体抵抗力变差的一种虚弱状态。这种情况通常是因为长时间咳嗽或气喘，慢慢消耗了肺气；或者是因为脾胃功能不好，营养吸收不足，导致肺部得不到足够的滋养。判断肺气虚证，主要依据是否同时出现咳嗽乏力、气短、气喘、容易出汗及气虚等症状。

病例在线

马月是一名退休老人。她年轻时在工厂工作，环境不太好，落下了一些呼吸道的小毛病。退休后，她本想好好享受生活，可身体出现了问题。

最近，马月总是觉得呼吸不顺畅，咳嗽的时候有气无力。稍微走快一点儿或者爬几层楼梯，就会气喘吁吁。她说话也没有了往日的活力，声音低低的，常常是少气不足以息的状态。有时候，她会咳出一些白色清稀的痰。而且她还特别容易出汗，有时候只是坐在那里看电视，就会冒出一身汗。更让她担忧的是，她特别容易感冒。每次出门，只要周围有人咳嗽或者打喷嚏，她就很可能被传染。感冒后，症状虽然不严重，但总是拖很久才恢复。

马月的脸色越来越苍白，没有一点儿血色。她整天都觉得很疲倦，做什么事情都提不起精神，总是想找个地方坐下来休息。她的舌头颜色很淡，舌苔白白的，脉象也很虚弱。

马月去看了医生，医生经过仔细检查后，判断她是肺气虚证。

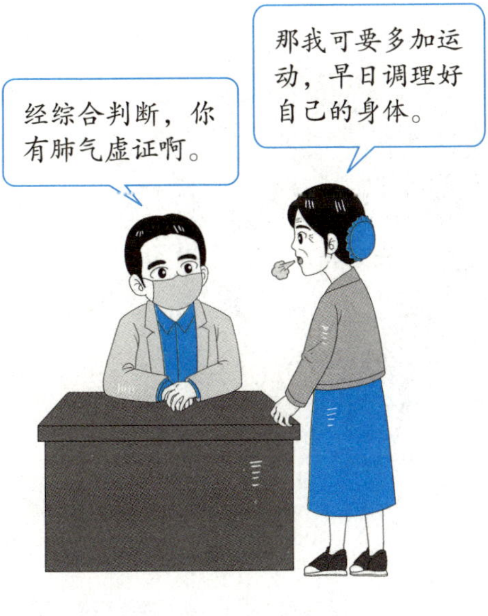
经综合判断，你有肺气虚证啊。
那我可要多加运动，早日调理好自己的身体。

中医解读

肺气虚证的表现

肺气虚的表现主要有以下几点：其一，肺是人体呼吸的主要器官，肺气一虚，呼吸功能会变差，常表现为咳嗽无力、气喘且感觉气息不足。其二，肺气还有帮助身体防御外邪的作用，如同一道屏障。如果肺气虚弱，这道屏障就不牢固，皮肤毛孔就会变得松弛，导致人容易出汗、怕风，还容易感冒。其三，气虚还会使人面色苍白、精神不振、舌头颜色淡、舌苔发白、脉搏虚弱等。

所以，如果我们看到以下两种症状时，就可以考虑是否为肺气虚了：一是咳喘，二是反复感冒。

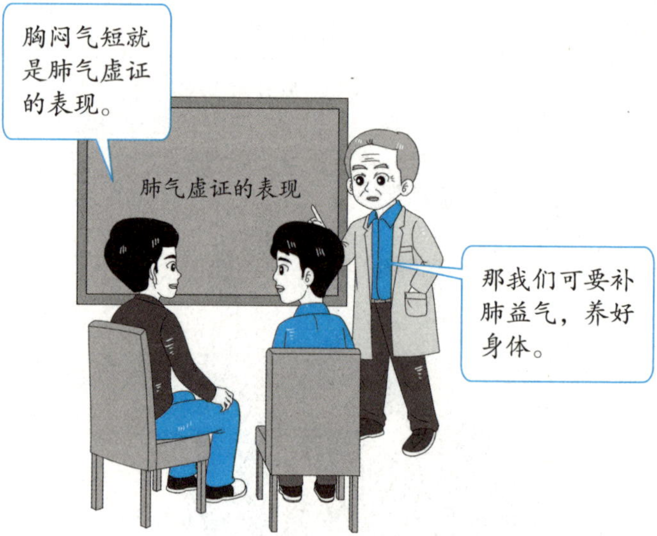
胸闷气短就是肺气虚证的表现。
肺气虚证的表现
那我们可要补肺益气，养好身体。

养生百科

肺气虚证的治疗

肺气虚证的治疗，主要是补益肺气。因为甘甜的味道有助于补益，所以大多数用于补肺的药物都是带有甘味的。此外，中医理论认为脾与肺有相生关系，脾的健康有助于肺的功能，所以补脾的药物也能间接补肺。以下是一些常见的补肺气药物。

1. 冬虫夏草

冬虫夏草生长在西藏等高寒地区，服用它可以减轻咳嗽和喘息。它能增强肺气，治疗因肺气虚弱和肾不纳气引起的咳喘，还能治疗肺痨等疾病。此外，它还能温补肾阳，治疗肾阳不足引起的症状。

2. 人参

人参能够补益脾气和肺气，特别适合治疗因肺气虚而导致的喘息。有记载说，口含人参片的人在剧烈运动后呼吸依然平稳，而不含的人则会喘息，这显示了人参补肺气的效果。

3. 黄芪

黄芪既可以补肺气，治疗因肺气虚弱引起的咳嗽、气短等症状；也可以增强卫气，治疗因卫气不固导致的自汗，如玉屏风散。

4. 甘草

甘草能调和诸药，有益气、润肺、止咳的功效。

5. 党参

党参既入脾经，也入肺经，既然补脾益气，又能调肺止咳，常用于治疗气虚和肺虚引起的咳嗽。

6. 蛤蚧

蛤蚧全体（除去内脏）均可入药。蛤蚧入肺经，能补肺气，增强肺功能，辅助治疗因肺虚引起的咳嗽和喘息。蛤蚧还有补肾壮阳的功效。

除了上面提到的药物，还可以使用补肺汤。补肺汤由生黄芪、人参（或党参）、五味子、熟地黄、紫菀和桑白皮组成，水煎服。这个方子可以增强肺气、固表、止咳定喘。

另外，玉屏风散也是常用的方剂，用于治疗肺气虚弱和卫气不固导致的自汗。玉屏风散由黄芪、白术和防风组成，用水煎服。这个方子可以益气固表、扶正祛邪，常用于感冒、慢性呼吸道疾病、过敏性鼻炎等症状属表虚的患者。

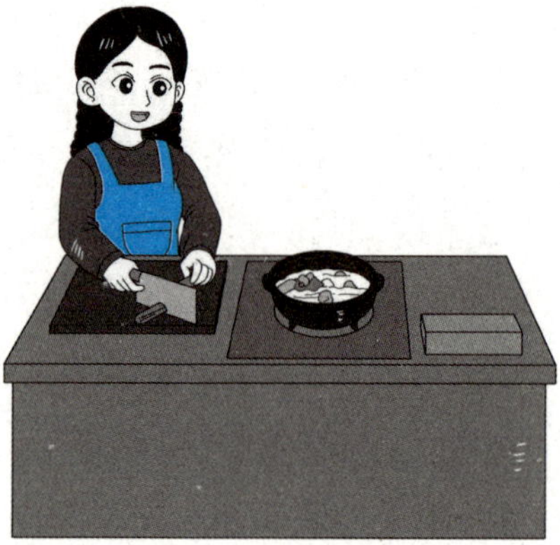

思维导图

- 肺气虚证的治疗
  - 治疗原则
    - 增强肺气
    - 补益肺气
    - 利用甘味药物
    - 补脾的同时间接补肺
  - 药物
    - 冬虫夏草
      - 产地：西藏等高寒地区
      - 功效：补益肺气，治疗咳喘、肺痨，温补肾阳
    - 人参
      - 功效：增强脾气和肺气，治疗喘息
      - 效果展示：剧烈运动后口含人参片，呼吸平稳
    - 黄芪
      - 功效：补肺气，治疗咳嗽、气短，增强卫气，治疗自汗
    - 甘草
      - 功效：益气，润肺，止咳
    - 党参
      - 功效：补益肺气，治疗气虚和肺虚引起的咳嗽
    - 蛤蚧
      - 功效：补益肺气，辅助治疗咳嗽和喘息，补肾壮阳
  - 方剂
    - 补肺汤
      - 组成：生黄芪、人参（或党参）、五味子、熟地黄、紫菀、桑白皮
      - 功效：补益肺气，固表，止咳定喘
    - 玉屏风散
      - 组成：黄芪、白术、防风
      - 功效：益气固表，扶正祛邪
      - 应用：治疗感冒、慢性呼吸道疾病、过敏性鼻炎等表虚患者

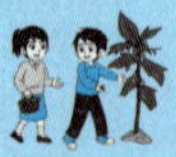

肺阴虚证

健康问号

问： 什么是肺阴虚证？

答： 肺阴虚证指肺脏的阴液不足，导致肺的功能失调，甚者出现虚热的症状。这种情况通常是由于受到燥热侵袭、过度出汗导致阴液亏虚，或者是长期咳喘、长期嗜烟酒或辛辣燥热的食物，以及年老体弱等多种因素逐渐累积，最终造成肺阴不足。肺阴不足，或者虚火过旺灼伤肺部，使得肺部像干枯的叶子一样无法正常工作，导致气息上逆，引起干咳无痰或痰少且黏稠不易咳出；严重时，虚火还会伤及肺部的血管，造成痰中带血。

病例在线

苏瑶是个热爱文学的女孩儿，经常待在她的小书房里，沉浸在书本的世界里。但最近小镇的天气变得异常干燥，而她又不太注意饮食，总爱吃些辛辣易上火的食物。慢慢地，她的身体开始出现了一些问题。

一开始，苏瑶只是感觉喉咙有些不舒服，总是干咳，却咳不出痰来。后来，咳嗽越来越频繁，偶尔咳出来的痰又少又黏，大多数时候很难咳出来。有一次，她甚至发现痰中带血，这让她非常害怕。

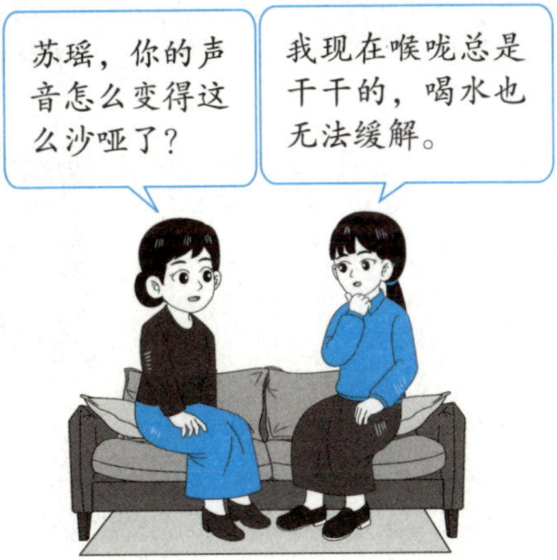
苏瑶，你的声音怎么变得这么沙哑了？
我现在喉咙总是干干的，喝水也无法缓解。

不仅如此，苏瑶的声音也变得沙哑了，原本好听的嗓音现在变得很难听。她的喉咙总是干干的，即使喝了很多水都不管用。

苏瑶还发现自己的身体有了其他变化：每天下午，她都会感到身体有些发热，心情也变得烦躁。晚上睡觉时，她经常出一身汗，醒来时睡衣都湿透了。她的手心和脚心也总是热乎乎的。她意识到自己的身体出了大问题，于是赶紧去看医生。医生经过仔细的询问和检查后，告诉她这是肺阴虚证。

中医解读

肺阴虚证的表现

肺阴虚证是指肺部阴液不足，导致体内产生虚热的一种状况。这种情况通常是由于受到燥热侵袭、肺部寄生虫损害、过度出汗导致体液流失，以及长期咳嗽不愈等因素，逐渐导致肺部阴液减少。肺阴虚证不仅会出现阴虚常见的症状，如午后发热、夜间盗汗、手足心热等，还会出现与肺脏相关的特有症状，比如干咳无痰或痰少且黏稠，痰里带血，喉咙干燥以及声音嘶哑等。肺阴虚证的临床表现主要包括口燥咽干、干咳无痰或痰少而黏、痰中带血、形体消瘦、舌红少苔、脉细数等。

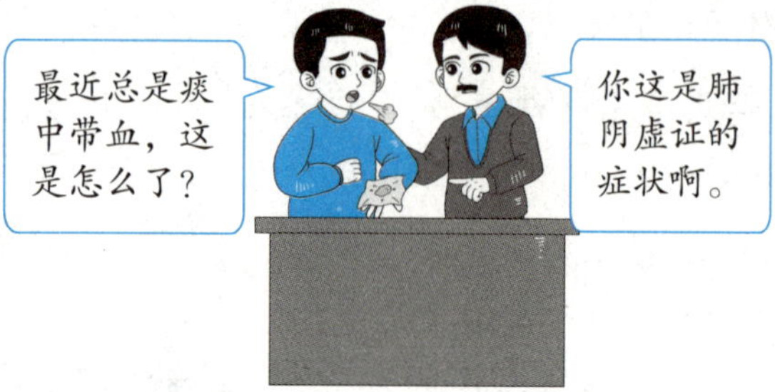
最近总是痰中带血，这是怎么了？
你这是肺阴虚证的症状啊。

养生百科

治疗肺阴虚证，关键在于滋养肺阴。滋阴的药物通常是甘寒或甘凉的，质地滋润且富含汁液，能够补充阴液，生津润燥。以下是一些常见的补肺阴的药物。

1. 百合

百合的肉质鳞叶可以入药，味道甘甜，性寒，色白。百合的功效在于清热、滋润肺部并缓解咳嗽，特别适用于阴虚引起的咳嗽、肺结核导致的咳血等症状。同时，它还能滋养心脏，缓解因心阴虚而导致的身体不适。

2. 生地黄

生地黄是地黄的块根，新鲜时称为鲜地黄，晒到八成干后即为生地黄。它的味道既有点儿甘甜，又带点儿苦，属性偏寒，非常滋润。生地黄是清热凉血的重要药材，具有出色的止血效果。此外，它还能滋养心、肺、肾三个脏器的阴液，清除心热、滋养心阴，同时也能滋补肺阴和肝肾之阴，帮助降火。

3. 熟地黄

熟地黄是经过特殊处理的地黄根部，味道甘甜，属性稍微偏温，颜色乌黑，质地非常滋润。熟地黄的主要功效在于补肾，特别是针对肾阴不足的情况，能够大补肾水和肾精。由于肾阴是全身阴液的根本，所以熟地黄通过滋补肾阴，也能间接滋补肺阴。此外，熟地黄还有补血的功效，能够治疗血虚引起的相关问题。

4. 天冬

天冬的块根可以入药，味道甘苦，属性偏寒，颜色黄白且半透明。天冬擅长清除肺热、滋养肺阴，对于阴虚肺燥引发的干咳、痰中带血等症状有很好的疗效。其清热效果比麦冬更为显著。此外，天冬还能缓解阴虚胃热引起的口渴和消渴症状，以及肾阴不足导致的潮热、盗汗、头晕和耳鸣等问题。

5. 沙参

沙参具有润肺止咳、养胃生津的功效，非常适合治疗气阴两虚引起的长期咳嗽、干咳无痰、口渴等症状。

6. 麦冬

麦冬味道甘甜，属性稍微偏寒，能够润肺止咳、养胃生津，对于阴虚内热、因劳累导致的干咳等症状有很好的疗效。

治疗肺阴虚，还可以试试养阴清肺汤和百合固金汤。养阴清肺汤包含了生地黄、麦冬、生甘草、玄参、贝母、丹皮、薄荷和白芍等中药，它的主要作用是滋养阴液、润燥止咳，特别适合那些因为阴虚导致干咳、口干唇燥的人群。而百合固金汤则是由熟地黄、生地黄、当归、白芍、甘草、桔梗、玄参、贝母、麦冬和百合等中药组成，它主要用于治

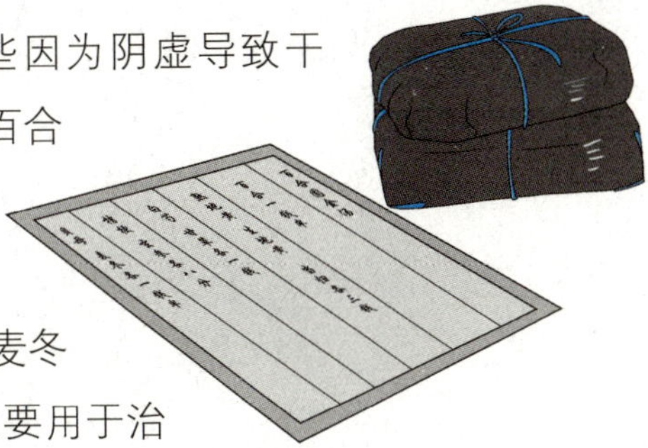

疗肺肾两虚、虚火上升、痰中带有血丝的情况。

思维导图

- 治疗肺阴虚证
  - 治疗关键
    - 滋养肺部阴液
    - 药物：甘寒或甘凉，质地滋润，富含汁液
  - 药物
    - 百合
      - 功效：清热润肺止咳，补心阴
      - 应用：治疗阴虚咳嗽，肺痨咳血
    - 生地黄
      - 功效：清热凉血，滋养心、肺、肾三经阴液
      - 应用：止血，清心热，养心阴，滋补肺阴，滋补肝肾之阴
    - 熟地黄
      - 功效：大补肾水，填补肾精，补血
      - 应用：治疗肾阴不足，滋补肺阴，治疗血虚
    - 天冬
      - 功效：清肺热，滋肺阴
      - 应用：治疗阴虚肺燥干咳，痰中带血，阴虚胃热口渴，内热消渴，肾阴亏虚
  - 方剂
    - 养阴清肺汤
      - 组成：生地黄、麦冬、生甘草、玄参、贝母、丹皮、薄荷、白芍等
      - 功效：滋养阴液，润燥止咳
      - 应用：治疗阴虚干咳，口干唇燥
    - 百合固金汤
      - 组成：熟地黄、生地黄、当归、白芍、甘草、桔梗、玄参、贝母、麦冬、百合等
      - 功效：治疗肺肾两虚，虚火上炎，痰中带血

第八章
肾主华发，肾病虚证证候

肾脏位于腰部，其主要职责是贮存精气，并控制人体的生长、发育及生殖能力。此外，肾脏还负责调节体内水分平衡，协助呼吸作用，以及管理排便和排尿过程。

如果肾脏在贮存精气和促进生长发育方面的功能出现障碍，人体就会出现发育迟缓，或者与肾脏相关的部位过早衰老，症状包括腰部和膝盖酸软或疼痛、听力下降甚至耳聋、牙齿松动脱落，以及脱发等。如果肾脏在生殖方面的功能失调，就会导致生殖障碍。如果肾脏调节水分的功能失常，会导致体内水液代谢不正常。如果肾脏无法很好地辅助呼吸，就会出现呼吸短促和气喘。如果肾脏在控制排便和排尿过程中出现问题，就会导致排便和排尿功能障碍。

肾阴虚证

健康问号

问：什么是肾阴虚证？

答：肾阴虚证指肾脏的阴液不足，导致体内出现虚热的一种状况。这种情况可能由多种原因引起，比如先天体质不足、性生活过度等。肾阴虚时，腰部和膝盖因为得不到足够的滋养，会感到酸软无力；大脑得不到充分滋养，就会出现头晕、耳鸣、记忆力减退等问题。对于男性来说，肾阴虚可能导致性功能亢进，表现为阳强易举，同时精关不固，容易出现遗精、早泄等问题；对于女性来说，肾阴虚可能导致月经量少、闭经等问题，因为月经的来源不足，冲任二脉得不到充分滋养，肾阴虚还会导致虚火内生，可能出现崩漏下血等严重问题。肾阴虚的辨证要点主要包括腰酸疼痛、遗精、月经量少、头晕耳鸣等虚热症状。

病例在线

林浩整天忙于工作，常常废寝忘食。然而，长时间的高强度工作和不规律的生活习惯渐渐侵蚀了他的健康。

最近，林浩总是觉得腰部和膝盖隐隐酸痛，就像身体被掏

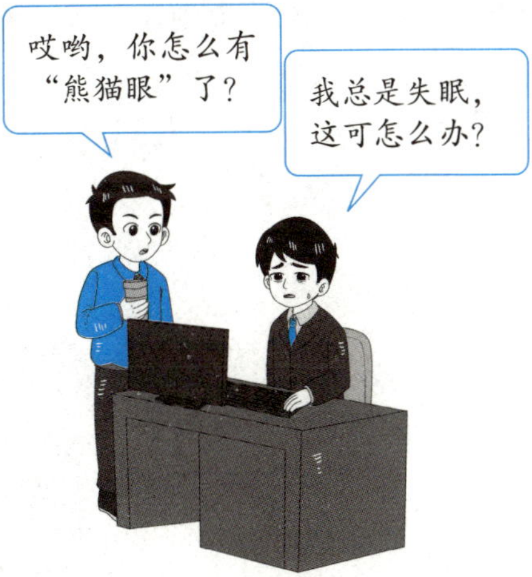
哎哟，你怎么有“熊猫眼”了？
我总是失眠，这可怎么办？

空了一样。他的记忆力也随之下降，经常忘记重要的事情，偶尔还会出现头晕和耳鸣。他的头发变得稀疏，每次洗头都会掉很多，牙齿也感觉松动了。而且他的脸色也变得不好，两颊总是红通通的，像是被火烤过一样。他的手心和脚心总是很热，晚上睡觉时还会出很多汗，常常被热醒。他的嘴巴总是很干，不停地想喝水，但喝水也无法缓解干燥感。他还经常失眠，躺在床上翻来覆去难以入睡，即使睡着了也会做很多梦。

林浩意识到自己的身体出现了问题，于是去看了医生。医生经过仔细的询问和检查后，诊断为肾阴虚。医生解释说，林浩可能是由于长期的劳累和不规律的生活，导致脏腑功能受损，阴液不足，逐渐影响到肾脏。也有可能是因为先天体质较弱，或者性生活过度，又或者是服用了过多温热燥性的药物，从而耗伤了肾阴。

中医解读

肾阴虚证的症状

肾阴虚证是指肾阴亏损，组织器官失于滋养，虚热内扰所表现的证候。肾阴虚会导致腰膝、骨骼、脑髓、清窍和冲任等得不到足够的滋养，因此会出现腰膝酸软、眩晕、耳鸣、月经量少或闭经等症状。肾阴虚火旺还会导致血液妄行，女性可能出现崩漏。两颊潮红、潮热盗汗、手脚心发热、骨蒸劳热、口干咽干、失眠多梦、舌红少苔、脉细数等都是肾阴虚火旺的表现。

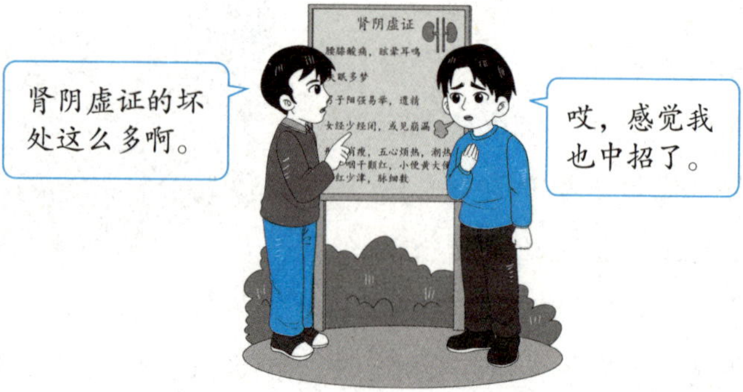
肾阴虚证的坏处这么多啊。
肾阴虚证
腰膝酸痛，眩晕耳鸣
女经少经闭，或见崩漏
哎，感觉我也中招了。

养生百科

肾阴虚证的治疗

治疗肾阴虚，关键在于补充肾阴，若伴随虚热，则需同时清热降火。滋养肾阴的药物多带有甘凉滋润的特性，而降火药物则多味苦性寒。以下是几种常见的滋补肾阴及滋阴降火的药物。

1. 山药

山药味道甘甜，性质温和，对脾、肺、肾都有好处。它既能增强体内的正气，又能滋养阴液，而且性质温和，以免过于滋补让人感到不适，特别适合肾阴不足、体质虚弱的人长期食用。

2. 枸杞子

枸杞子味道甘甜，性质平和。它的汁液丰富，形状像肾脏，能滋养肾脏的阴液。枸杞子对于肾阴不足导致的头晕、腰膝无力、听力下降、牙齿不牢固、头发早白、睡眠不佳，以及潮热、盗汗、口渴等症状都有很好的治疗效果，被人们誉为“不老果”。

3. 龟板

龟板味道微甜，属性偏凉，质地重且富含胶质。它能够滋养肾脏的阴液，功效与左归丸类似。同时，由于龟板是乌龟的骨骼，所以它还能促进骨骼的健康生长，对治疗骨骼生长不良相关的病症有帮助。此外，龟板还是一种珍贵的滋补品，能够补养心血、安定心神，对于失眠、记忆力减退、心悸等症状有良好的改善作用。

4. 女贞子

女贞子是木犀科植物女贞的成熟果实，味道甘、苦，属性偏凉，形状类似肾脏。女贞树四季常绿，象征着女性的贞洁和纯洁，因此果实得名女贞子。女贞子颜色深黑，与肾脏相应，其性质寒凉且富含汁液，能够滋养肾脏的阴液，对于肾阴不足导致的腰腿无力、头晕、耳鸣、头发早白，以及肾虚引起的口渴等症状有很好的治疗效果。

治疗肾阴虚证，还可以使用六味地黄丸。该方剂由熟地黄 24 克、山萸肉 12 克、山药 12 克、茯苓 9 克、泽泻 9 克、丹皮 9 克组成。将这些药物研成细末后，用蜂蜜制成丸剂，每次服用 6 克，每日两次；也可以水煎服。

如果阴虚还伴随着明显的虚热表现，治疗时可以加入黄柏和知母来清热，制成知柏地黄丸。黄柏能够作用于肾脏，对于因阴液亏损而导致的火旺症状，如潮热、盗汗、遗精等有治疗效果；知母同样能作用于肾脏，它可以滋养肾阴、清除热邪并降火，适用于治疗肾阴不足、阴液亏损火旺引起的潮热盗汗、心中烦躁、骨蒸劳热等症状。

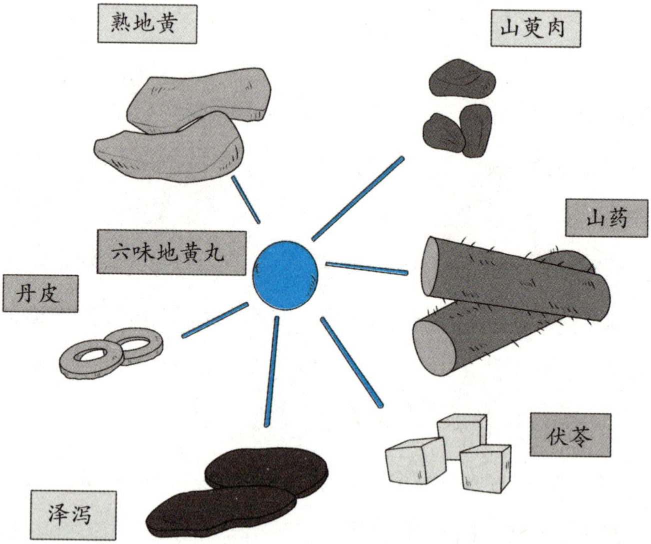

思维导图

- 肾阴虚的治疗
  - 治疗关键
    - 补肾阴
    - 清热降火（如伴随虚热）
  - 药物特性
    - 滋补肾阴：甘凉滋润
    - 滋阴降火：味苦性寒
  - 药物
    - 山药：补气，滋阴
    - 枸杞子：滋养肾阴
    - 龟板：滋养肾阴，以骨补骨
    - 女贞子：滋补肾阴，乌发

肾精不足证

健康问号

问：什么是肾精不足证？

答：肾精不足证指肾脏的精气不足，可能影响到脑、骨和髓的正常功能，从而出现虚弱的症状。这种情况大多是因为天生体质就差，后天又没有得到足够的滋养，导致肾精不够充足。另外，长期的疾病、身体过度劳累也会消耗肾精，造成亏损。

病例在线

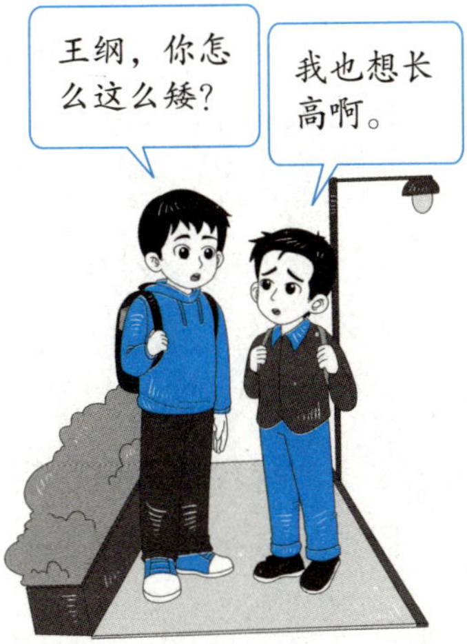

王纲自小就比周围的孩子矮小和瘦弱。他的家长起初并未在意，以为只是孩子发育滞后。

然而，王纲的情况并未随时间的推移而好转。在学校里，他常显得反应较慢，学业成绩也不理想。运动方面，跑步、跳绳等活动都显得力不从心，动作总比同学慢半拍。更令人担忧的是，他的囟门（头顶的软骨缝隙）迟迟未能完全闭合。

王纲的父母带着他看了不少医生，却始终未能找到确切的病因。直到他们遇到了一位医术高超的老中医。老中医经过细致的诊断，认为王纲是肾精不足证。

老中医解释说，王纲可能是因为天生体质较弱，肾精不够充足。肾精不足，就不能很好地滋养骨骼、生成髓质来充实大脑，也不能转化为气血来滋养身体，这就导致了王纲发育迟缓、身材矮小、智力发育不如同龄孩子、骨骼不够强健，以及囟门闭合延迟等问题。父母遵循老中医的建议，调整了王纲的饮食，增加了营养摄入，还鼓励他参与一些适合自己的运动，并给王纲服用了补肾精的中药。

中医解读

肾精不足证的表现

肾精不足证，简单来说，就是肾脏里的精华不够了。这可能是因为天生体质就不好，或者后天没有好好调养身体，长期生病伤了肾，把肾里的精华都用光了。这种病症会让人的生长、发育和生殖能力下降，还会让人提前衰老。对于小孩子来说，如果肾精不足，就会导致发育迟缓、身材矮小、囟门（头顶的软骨缝隙）闭合晚、智力低下、骨骼软弱等问题。对于成年人来说，如果肾精亏损，就不能充实髓质和大脑，会出现记忆力减退、反应迟钝等问题。

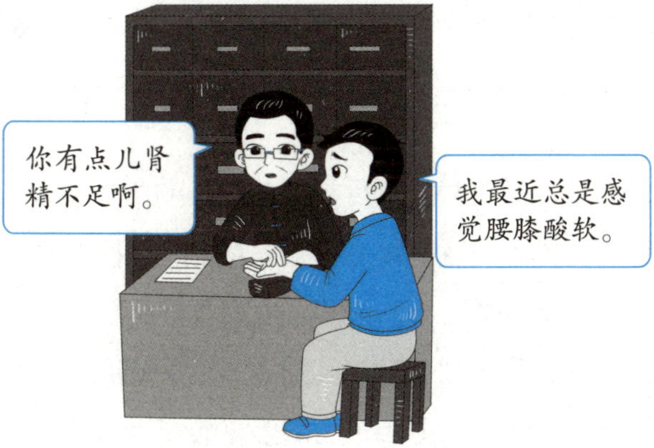
你有点儿肾精不足啊。
我最近总是感觉腰膝酸软。

养生百科

肾精不足证的治疗

治疗肾精不足证，重在补肾精，常用的中成药有左归丸和河车大造丸等。但要知道，肾精不足是个慢慢形成的虚弱过程，所以除了吃药，还得注意饮食和锻炼，这样才能起到更好的效果。下面是肾精不足证的治疗方法。

1. 口服中药

左归丸：由熟地黄、山药、枸杞子等多种中药组成，主要是补肾阴，治疗因为肾阴不足导致的头晕、腰酸、遗精等问题。

河车大造丸：由紫河车、熟地黄等中药制成，能滋阴清热，补肾益肺，适用于肺肾俱虚，伴有咳嗽、发热、盗汗等问题的人群。

2. 针灸疗法

针灸治疗肾精不足证，通常会选择肾俞、关元等穴位。

这些穴位能补肾、增强元气、滋阴益肾。针灸时，医生一般会采用补法，可能还会配合艾灸来加强温补肾阳的效果。

3. 调整饮食

在饮食上，要多吃核桃、黑豆等能补肾益精的食物。同时，要避免吃辛辣、油腻和生冷的食物，以免损伤肾精。

4. 改变生活习惯

生活上，要避免过度劳累和熬夜，保证充足的睡眠，让肾精有机会恢复。同时，适当进行散步、慢跑等体育锻炼，可以增强体质，但要避免做过于剧烈的运动。

总的来说，治疗肾精不足证需要综合考虑多种方法，包括中药、针灸、饮食和生活调养等，以达到补肾益精、延缓衰老的目的。在治疗过程中，要在医生的指导下，根据个人的病情来制定最适合的治疗方案。

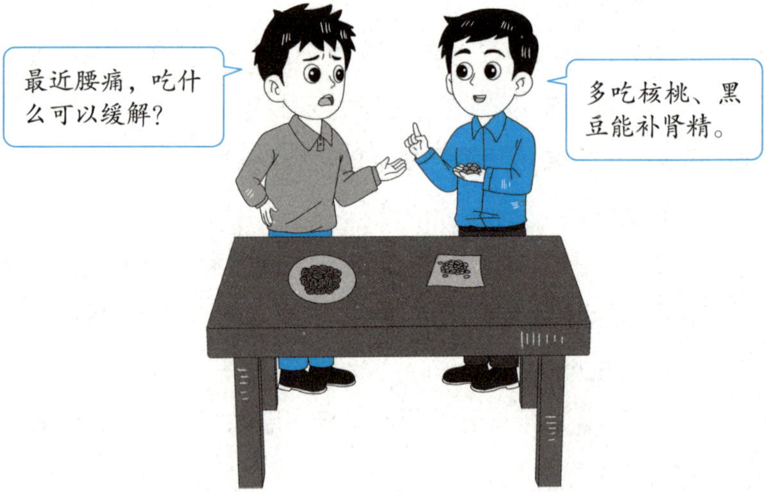
最近腰痛，吃什么可以缓解？
多吃核桃、黑豆能补肾精。

思维导图

- 治疗肾精不足证
  - 治疗原则
    - 补肾
    - 增加肾精
  - 治疗方法
    - 口服中药
      - 左归丸
        - 组成：熟地黄、山药、枸杞子等
        - 功效：补肾阴，增加肾精
        - 应用：治疗头晕、腰酸、遗精
      - 河车大造丸
        - 组成：紫河车、熟地黄等
        - 功效：滋阴清热，补肾益肺
        - 应用：治疗肺肾两虚所致的咳嗽，发热，盗汗
    - 针灸疗法
      - 穴位：肾俞、关元等
      - 功效：补肾，增强元气，滋阴益肾
      - 方法：补法，艾灸
    - 调整饮食
      - 宜食：核桃、黑豆等补肾益精的食物
      - 忌食：辛辣、油腻和生冷食物
    - 改变生活习惯
      - 避免：过度劳累，熬夜
      - 保证：充足睡眠
      - 体育锻炼：散步，慢跑（避免剧烈运动）

肾阳虚证

健康问号

问：什么是肾阳虚证？

答：肾阳虚证指肾脏阳气不足，导致身体无法得到足够的温暖而出现的虚寒症状。这种情况通常发生在天生体质阳虚、年老体弱、长期患病不愈，或者其他脏腑问题影响到肾阳，使得生命之火（命门火）衰弱，无法发挥其温暖和激发身体功能的作用，包括性欲减退。

病例在线

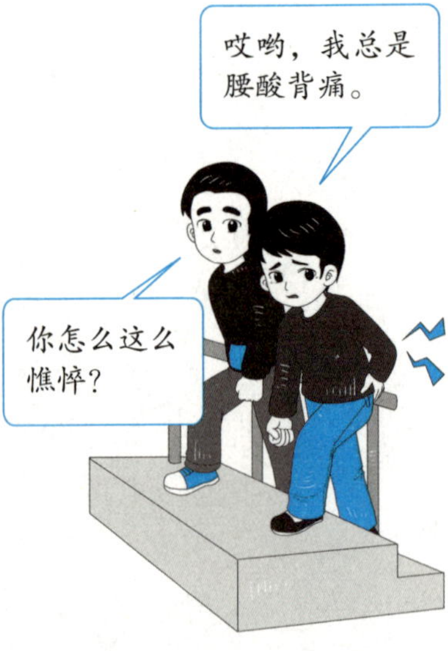

李强年轻时为了家庭生计，不辞辛劳地工作，经常加班到深夜，吃饭也不定时。岁月流转，他的身体亮起了红灯。

最近，李强老觉得腰和膝盖又酸又冷，特别难受。天气一冷，他的腿就像被冻住了一样，感觉特别凉。他的脸色也变得苍白，有时候还会发黑。他总是觉得冷，穿再多的衣服也不暖和。

李强的精神状态也不如以前了，整天无精打采，对什么都提不起兴趣。他还经常头晕，感觉头脑不清楚。这让他非常烦恼和自卑。

李强的肠胃也出了问题，经常拉肚子，大便不成形，经常凌晨五六点会腹泻。他小便的次数也多了，尤其是晚上，要起夜好几次，严重影响了他的睡眠。

李强感觉自己的身体出了大问题，于是去看了医生。医生仔细检查了李强的身体并询问了他的情况后，诊断为肾阳虚证。医生说，李强可能是因为长期的过度劳累和不良的生活习惯，导致肾脏阳气不足。

中医解读

肾阳虚证的表现

由于肾与骨骼有关，腰部是肾的所在之处，因此肾阳虚会导致腰膝寒冷、酸痛。肾脏位于身体的下焦，所以肾阳虚的人特别怕冷，尤其是手脚和下肢。阳气不足还会影响气血的运行，使面部得不到足够的滋养，导致面色苍白，严重时甚至面色晦暗。此外，肾阳虚还会让人精神不振，头晕目眩。肾阳虚还会影响性功能，男性可能出现阳痿、早泄、遗精等问题，女性则可能导致宫寒不孕。肾阳虚还会影响脾胃功能，导致长期腹泻、食物不消化（完谷不化）、清晨腹泻等问题。同时，肾阳虚还会使肾气不固，导致尿频、夜尿增多。舌淡苔白、脉沉细无力，特别是尺脉（与肾相关）更加明显，这些都是肾阳虚的表现。这种病症的关键特点是腰膝酸冷、性欲减退、夜尿多，并伴有虚寒症状。

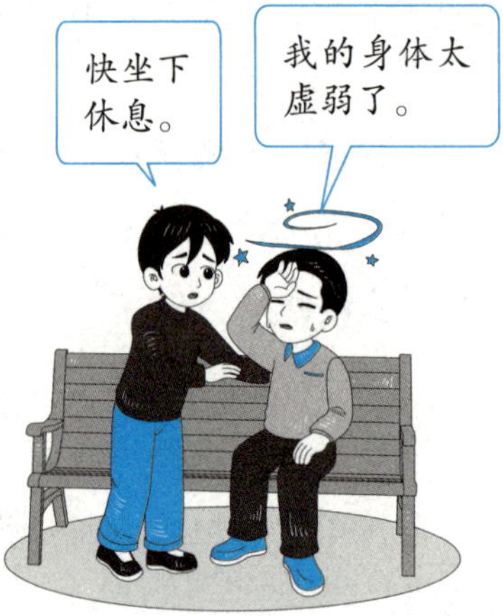

养生百科

肾阳虚证的治疗

治疗肾阳虚证的关键在于温补肾脏的阳气，但这需要在滋养肾脏阴液的基础上进行，就像烛火燃烧需要足够的蜡油一样。现在，我们来了解一些常见的温补肾阳的药物。

1. 菟丝子

味道辛、甘，性质微温且富含油脂。在中医理论中，种子类药物能补肾。菟丝子富含精华，能补肾益精，治疗肾虚腰痛、阳痿、遗精、尿频和视物模糊。它还能治疗肾虚引起的胎动不安和流产。

2. 肉苁蓉

肉苁蓉味道甘咸，性质温和。它能补肾助阳，治疗肾阳虚引起的阳痿、早泄、腰膝酸软无力，如肉苁蓉丸。

3. 附子

附子性热，味辛、甘，具有回阳救逆、温补肾阳、散寒止痛的功效。它常用于治疗肾阳不足导致的阳痿、遗精、女性宫寒不孕、腰膝冷痛和夜尿频繁，如右归丸。此外，它还能治疗脾肾阳虚引起的水肿，常与白术、茯苓搭配使用，如真武汤。

4. 肉桂

肉桂入肾经，能温经散寒、助阳化气、温补命门之火。它常用于治疗肾阳虚引起的腰膝冷痛、阳痿、女性宫寒、夜尿多和遗尿，通常与熟附子、熟地黄、山茱萸等一起使用，如肾气丸。

5. 仙茅

仙茅味辛，性热。它能补命门之火。此外，它还有延缓衰老的作用，能治疗须发早白和视力下降。

6. 淫羊藿

这种植物的全草能补肾壮阳，增强性欲，治疗腰酸。它不仅能温补肾阳，还能祛风湿，强健筋骨，治疗风湿痛和肢体麻木。

思维导图

- 肾阳虚证的治疗
  - 治疗关键
    - 温补肾脏阳气
    - 以滋养肾脏阴液为基础
  - 药物
    - 菟丝子
      - 功效：补肾益精
      - 应用：治疗肾虚腰痛、阳痿、遗精、尿频、视物模糊、胎动不安、流产
    - 肉苁蓉
      - 功效：补肾助阳
      - 应用：治疗肾阳虚引起的阳痿、早泄、腰膝酸软无力
    - 附子
      - 功效：回阳救逆，温补肾阳，散寒止痛
      - 应用：治疗肾阳不足引起的阳痿、遗精、宫寒不孕、腰膝冷痛、夜尿频繁等
    - 肉桂
      - 功效：温补命门之火
      - 应用：治疗肾阳虚引起的腰膝冷痛、阳痿、宫寒、夜尿多、遗尿
    - 仙茅
      - 功效：补命门之火，增强性功能
      - 应用：治疗阳痿、早泄、精子寒冷不育，延缓衰老（须发早白，视力下降）
    - 淫羊藿
      - 功效：补肾壮阳，祛风湿，强健筋骨
      - 应用：治疗腰酸、风湿痛、肢体麻木

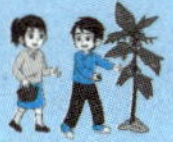

肾气不固证

健康问号

问：什么是肾气不固证？

答：肾气不固证指肾脏功能减弱，导致身体出现一系列虚弱的表现。这种情况可能由多种原因引起：有的人天生肾气就不够充足；小孩子的脏腑功能尚未完全成熟，尤其容易出现肾气不足；老年人因为身体衰老，肾气自然衰退；还有的人因为结婚太早、性生活过度，或者长期生病、劳累过度，损伤肾气。肾气不固，身体的精关、膀胱、经带等功能以及胎气就会变得不稳定。

病例在线

苏瑶一直为了事业拼搏，常常加班到深夜，饮食也不规律。长期的高强度工作和不良的生活习惯，让她的身体健康状况开始亮起红灯。

最近，苏瑶时常感到腰膝酸软无力，仿佛身体被掏空了一般。她的耳鸣也越来越严重，有时候办公室稍显安静，耳鸣声就会不断地在耳边回响，让她心烦意乱。整个人也总是无精打采，神疲乏力，工作效率大打折扣。

此外，苏瑶还发现自己尿频症状明显，总是频繁地去厕所。每次小便后都感觉余沥不尽，很不舒服。晚上睡觉的时候，夜尿次数增多，严重影响了她的睡眠质量。

苏瑶有一个正在交往的男朋友，最近他们之间的亲密关系也出现了问题。这让她既尴尬又苦恼。

同时，苏瑶的闺蜜最近也向她抱怨白带增多，清稀得像水一样。苏瑶联想到自己的身体状况，觉得事情不简单，于是和闺蜜一起去看了医生。

医生经过详细的询问和检查后，诊断为肾气不固证。

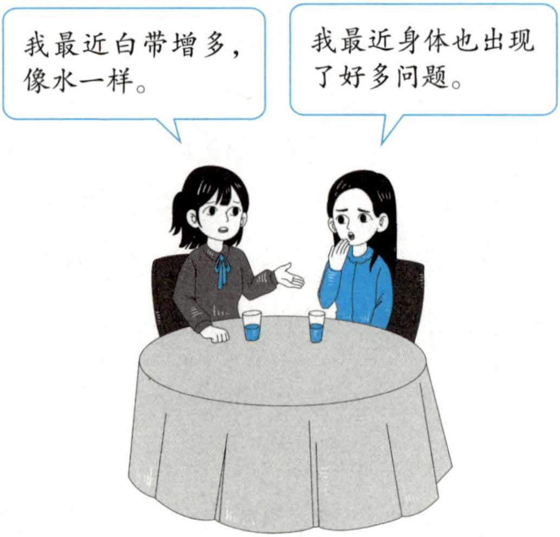
我最近白带增多，像水一样。
我最近身体也出现了好多问题。

中医解读

肾气不固证的表现

肾气不固时，有的人就会感到腰膝酸软、耳鸣，甚至听力下降，整个身体疲倦无力。同时，肾气不固还会导致膀胱功能失调，出现尿频、尿不尽、夜尿多、遗尿，甚至尿失禁等问题。此外，肾气不足还会影响精液的固摄，导致滑精、早泄等问题。对于女性来说，肾气不固还会影响带脉的稳固，导致白带增多。肾气还是冲任二脉的根本，肾气不固会导致月经淋漓不尽。如果孕妇有肾气不固，容易导致胎动不安、滑胎甚至小产。

在舌象和脉象上，肾气不固的人通常表现为舌淡、脉弱。肾气不固证的主要特点是腰膝酸软，以及小便、精液、经带、胎气不固，同时伴有气虚的表现。

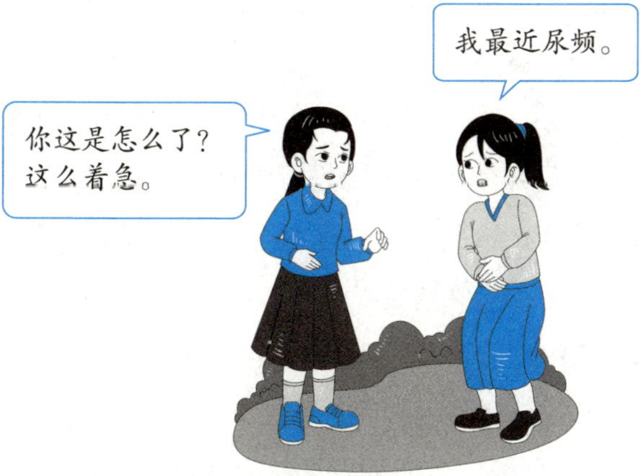

养生百科

肾气不固证的治疗

治疗肾气不固证，首要补益肾气。如果气虚到无法固摄，还需要加入具有收敛作用的药物。以下是几种常见的补肾且能固涩的药物。

1. 莲子

莲子味道既甘又涩，入肾经，能补肾并稳固精液。常被用来治疗因肾虚而引起的遗精、滑精等问题，通常会与芡实、龙骨一同使用以增强药效。

2. 沙苑子

沙苑子味甘，性质温和且略带涩感。种子类中药通常能补肾，入肾经，沙苑子甘甜温和的特性可以补肾并助阳，而涩味则有助于稳固精液并减少尿液排出。它常被用来治疗肾虚导致的腰痛、阳痿、遗精、尿频，以及女性白带过多等问题。

3. 牡蛎

牡蛎煅烧后，具有与煅龙骨相似的收敛固涩的作用。通过与其他药材搭配使用，煅牡蛎可以用于治疗自汗、盗汗、遗精、滑精、遗尿、尿频、女性崩漏、白带过多，以及因身体虚弱或功能失调导致的滑脱症状。

4. 桑螵蛸

这是螳螂用来保护精卵的坚硬外壳，称为卵鞘，味道甜中带咸，性质温和。因为卵鞘坚固的特性，所以桑螵蛸能稳固精液。它是治疗遗精、滑精、尿频、遗尿以及尿液浑浊的良药。

5. 芡实

芡实味道既甘又涩，性质平和。它的甘涩有助于收敛，能够滋养肾脏并稳固精液。常用于治疗遗精、滑精，常与莲子一同使用。此外，芡实还能健脾止泻，对于脾虚引起的拉肚子有很好的治疗效果。它既能补肾又能健脾，还能去除体内的湿邪，对于湿邪过盛引起的妇科疾病也有一定的疗效。

6. 覆盆子

这是蔷薇科植物华东覆盆子还未成熟的果实。味道甘中带酸，性质偏温。覆盆子能固精缩尿，有助于改善尿频问题，特别是老年人晚上的夜尿问题。它有治疗尿频、遗尿、遗精和滑精的功效。

7. 龙骨

龙骨味道涩，具有收敛固涩的作用。与其他中药搭配使用，可以治疗多种因身体虚弱导致的滑脱症状，如遗精、滑精、尿频、遗尿，女性崩漏、白带过多，自汗、盗汗等。

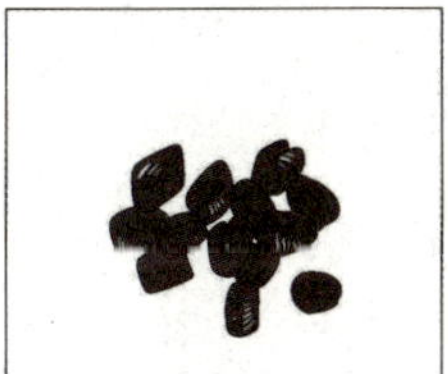
沙苑子

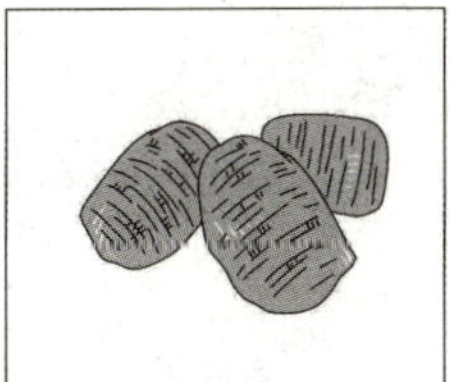
桑螵蛸

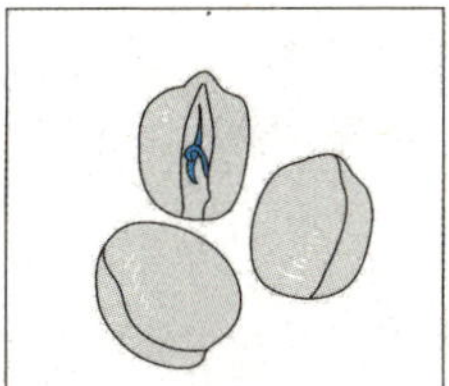
莲子

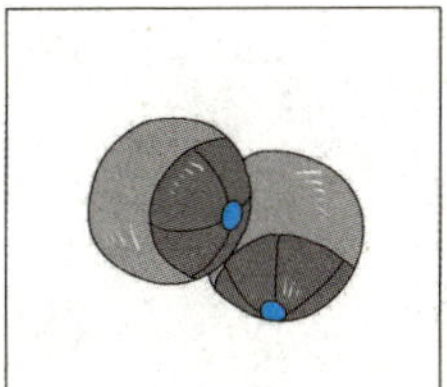
芡实

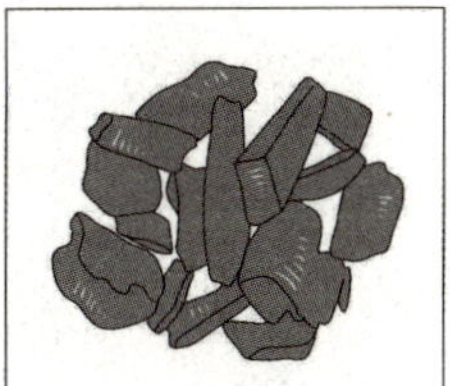
龙骨

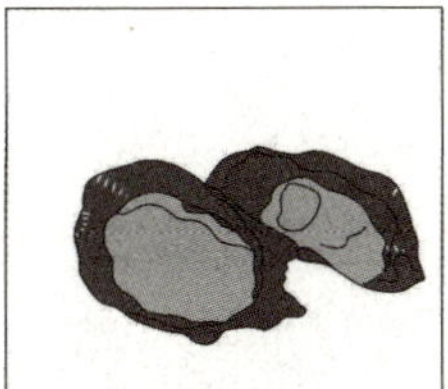
牡砺

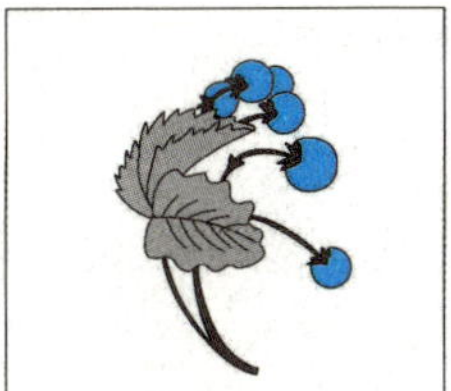
覆盆子

思维导图

- 肾气不固证的治疗
  - 治疗关键
    - 补益肾气
    - 加入收敛作用的药物（气虚无法固摄时）
  - 药物
    - 莲子
      - 功效：补肾固精
      - 应用：治疗遗精、滑精
    - 沙苑子
      - 功效：补肾助阳，固精缩尿
      - 应用：治疗腰痛、阳痿、遗精、尿频、白带过多
    - 牡蛎（煅烧）
      - 功效：收敛固涩
      - 应用：治疗自汗、盗汗、遗精、滑精、遗尿、尿频、崩漏、带下
    - 桑螵蛸
      - 功效：固精
      - 应用：治疗遗精、滑精、尿频、遗尿、白浊
    - 芡实
      - 功效：益肾敛精，健脾去湿
      - 应用：治疗遗精、滑精、脾虚泄泻、湿盛带下
    - 覆盆子
      - 功效：固精缩尿
      - 应用：治疗尿频、遗尿、遗精、滑精
    - 龙骨
      - 功效：收敛固涩
      - 应用：治疗遗精、滑精、尿频、遗尿、崩漏、带下、自汗、盗汗

第九章
科学养生，改善虚损

在漫长的中医诊疗历程中，许多医生不仅积累了大量的治病经验，还独具匠心地创造了一系列自我保健和恢复健康的方法，比如导引术、推拿按摩和食疗。这些方法简单易行，人们可以自行学习，因此受到了广泛的欢迎。特别是中老年人，由于身体比较虚弱，这些方法更是效果显著，非常适合他们。

虚损的补益养生

健康问号

问：虚损的养生原则是什么？

答：虚损病症的治疗，核心在于补益。在补益时，需要根据病情的特点，比如气虚、血虚、阴虚、阳虚，选择合适的药物来调理，同时还要考虑具体是哪个脏腑出了问题，这样才能做到精准治疗。另外，脾胃和肾的补益也很重要。脾胃就像是制造气血的工厂，只有脾胃功能好，五脏六腑和全身才能得到充足的滋养。所以，在养生补益时，要特别关注脾胃的健康，确保它们能好好工作，多生产气血。肾是先天之本，把肾精补足了，就像为身体打下牢固的基础，能帮助其他脏腑更好地恢复。

病例在线

老张是一位年过半百的退休职工，随着年龄的增长，他的身体逐渐出现了各种问题。他常常感到疲惫不堪，体力大不如前，稍微活动就气喘吁吁。此外，他的睡眠质量也很差，经常心神不宁，晚上翻来覆去难以入睡。不仅如此，他的食欲也不好，消化能力明显减弱，整个人看起来十分虚弱。

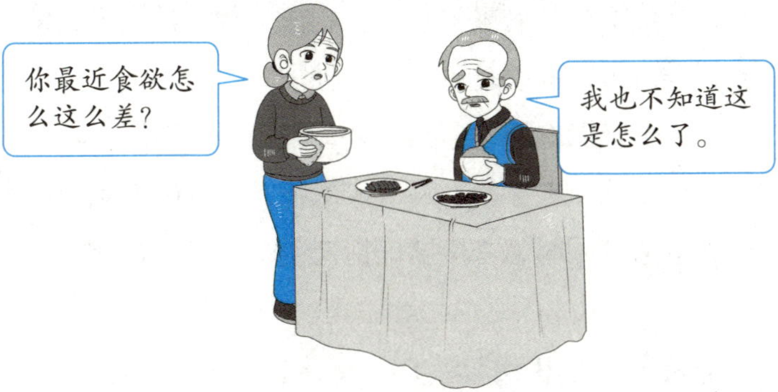
你最近食欲怎
么这么差？
我也不知道这
是怎么了。

老张意识到自己的身体出了问题，他决定寻找一种方法来改善自己的身体状况。在朋友的推荐下，他开始练习八段锦。

一开始，老张对练习八段锦还有些怀疑，但他抱着试试看的心态开始了自己的养生之旅。按照功法的要求，他努力践行静谧调养之法。在练功的过程中，他尽量让自己的身心放松下来，减少阴精与营血的损耗。渐渐地，他发现自己的内心变得更加平静，身体也不再像以前那样容易疲劳了。

不仅如此，老张还注重养心调神。他在练功时集中意念，让自己的内心平静下来。通过这种方式，他体内的阳气得以沉静深藏，阴精也得到了稳固。原本因体虚而出现的心神不宁等症状也逐渐得到了改善。他的睡眠质量越来越好，心情也变得更加舒畅。

中医解读

八段锦的练习要点

1. 身心放松，心境平和

身体放松是练习的基础，意味着要让全身的肌肉和筋骨彻底放松，回到最自然的松弛状态。心境平和则是练习的核心，要求心灵摆脱世俗的纷扰，达到一种宁静平和的状态。在练习时，创造一个安静的环境非常重要，无论是躺着、坐着，还是站着，都要确保衣着宽松，没有束缚感，让身体感到前所未有的自由和舒适。同时，心情要保持愉悦，注意力要完全集中在练习上。

2. 意念与气息相结合

意念是练习中的无形引导者，在导引中特指通过主动调控呼吸，实现对体内气息升降和出入的精细控制，使其既能灵活流转，又能沉稳内敛。意念与气息相融合，就是运用意念的智慧，灵活调节呼吸的节奏，快慢、长短、粗细各不相同，甚至适时地引入停顿，以达到呼吸与意念的和谐统一。

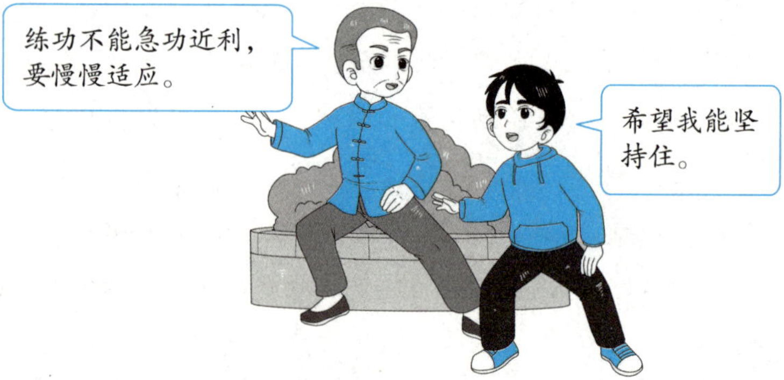
练功不能急功近利，要慢慢适应。
希望我能坚持住。

养生百科

虚损补益养生的绝佳选择——八段锦

八段锦，源于中国古代传统功法，是一套独特的养生医疗功法。它的锻炼方式能够维持身体的稳定和谐，实现阴阳平衡，达到养生的效果。

1. 疏通经络，促进血液循环

经络是人体的重要组成部分，遍布全身，是气血运行的主要通道。通过八段锦、站桩和坐盘的反复练习，有助于血液回流和气血运行，使下半身血液更快地回流到躯干和头颈部，这种练习不仅可以增强心、脑、肾等重要器官的血液循环，还能有效预防心脑血管疾病的发生。

2. 调和阴阳，增强免疫力

阴阳学说认为，万物皆有阴阳两面。八段锦的练习要求松紧结合、动静相宜，这种练习方式能够刺激并调节身体的阴阳平衡，调动全身各器官的功能，提高免疫力和预防疾病的能力。通过习练八段锦，可以调节血压、心率、血糖及甲状腺功能，增强身体的适应能力和抗病能力。

3. 以脊柱为中心，调和脏腑功能

脏腑是人体内脏的总称，分为五脏和六腑。它们各自负责不同的功能，但又相互依存、相互制约。八段锦的锻炼以脊柱为中心，通过腰脊的活动带动四肢，使身体保持平衡，动作连贯。这种练习方式有助于调和脏腑功能，使身体更加健康。

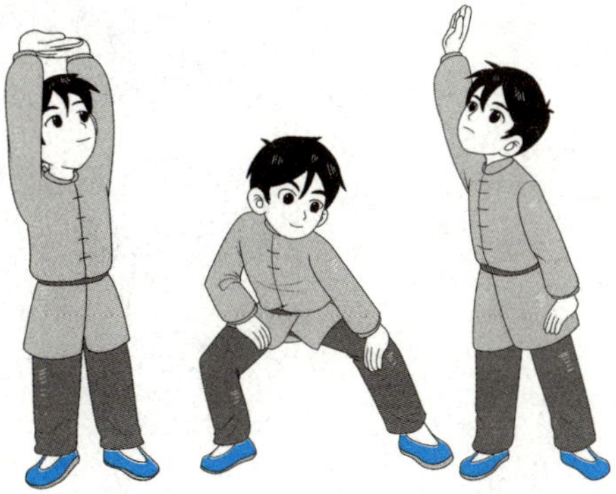

4. 适量运动，预防疾病

八段锦属于中小强度的有氧运动。孙思邈在《备急千金要方》中提到："养性之道，

常欲小劳。”适量运动是八段锦健身养生的重要特点，有助于预防疾病，延年益寿。

5. 身心合一，调节情志

虽然八段锦的动作以肢体伸展为主，但不同于一般的体育锻炼。它要求身心合一，呼吸与动作协调配合，意念集中在动作部位。通过练习八段锦，可以使人进入一种宁静、愉悦的状态，调节情志，达到身心和谐统一的效果。

思维导图

- 八段锦的养生功效
  - 疏通经络，促进血液循环
    - 有助于血液回流和气血运行
    - 增强心、脑、肾等重要器官的血液循环
    - 预防心脑血管疾病
  - 调和阴阳，增强免疫力
    - 松紧结合、动静相宜
    - 调节身体的阴阳平衡，提高免疫力和防病能力
    - 调节血压、心率、血糖及甲状腺功能
  - 以脊柱为中心，调和脏腑功能
    - 八段锦以脊柱为中心，带动四肢活动
    - 保持身体平衡，动作要连贯
    - 调和脏腑功能，促进身体健康
  - 适量运动，预防疾病
    - 八段锦属于中小强度的有氧运动
    - 适量运动有助于预防疾病，延年益寿
  - 身心合一，调节情志
    - 意念集中在动作部位
    - 使人进入宁静、愉悦的状态
    - 调节情志，达到身心和谐统一

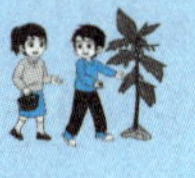

虚损的按摩推拿疗法

健康问号

问： 按摩推拿治疗疾病的好处有哪些?

答： 第一，可以修正身体结构错位。当身体结构出现错位时，会导致一些疾病。通过手法调整这些错位，可以达到治疗的效果。第二，可以调整身体内部能量。利用手法调整身体内部的能量状态，以达到治疗的目的。第三，可以提供良性刺激来调节身体状态。通过手法治疗给予患者有益的刺激，以达到治疗的目的。

病例在线

林涛是一位年轻的创业者，为了实现自己的梦想，他夜以继日地工作，长期处于高压力、高强度的状态。渐渐地，他的身体开始出现各种问题，时常感到疲惫不堪、头晕目眩、腰膝酸软，整个人陷入了虚损的状态。

一次偶然的机会，林涛在与朋友的交谈中得知按摩推拿疗法对改善虚损状态有很好的效果。抱着试试看的心态，他来到一家口碑不错的中医推拿馆。经验丰富的推拿师先为林涛进行了详细的问诊，了解了他的身体状况和症状表现后，便开始了

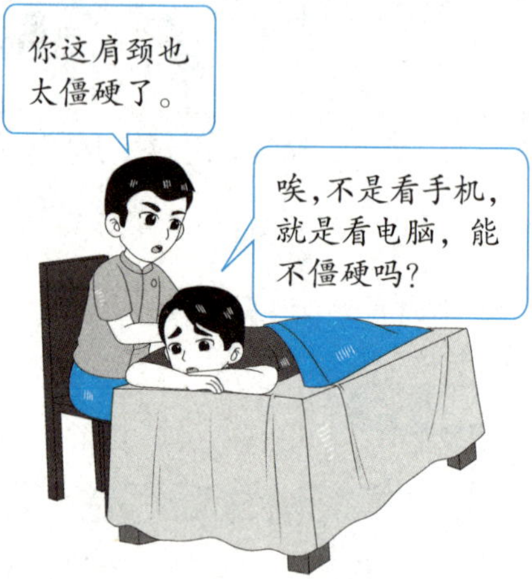
你这肩颈也
太僵硬了。
唉，不是看手机，
就是看电脑，能
不僵硬吗？

有针对性的推拿治疗。

推拿师先从头部开始，用轻柔的手法按摩林涛的太阳穴、百会穴等穴位，缓解了他的头晕症状。

接着，推拿师又为林涛进行了颈部按摩，通过揉捏颈部肌肉和按揉风池穴，减轻了他颈部的酸痛和僵硬。

最后，推拿师让林涛趴在按摩床上，开始进行背部按摩。推拿师用有力的双手在林涛的背部推、拿、揉、按，疏通了他的督脉和膀胱经，让林涛感受到一股暖流在身体里流淌。特别是在按揉肾俞穴的时候，林涛明显感觉到腰部的酸胀感减轻了许多。

中医解读

影响按摩推拿效果的因素

1. 手法的选择和应用

按摩推拿的治疗效果，首先取决于手法的选择和应用，不同的症状需要不同的手法来治疗。比如，如果肌肉抽筋了，就要用能舒缓肌肉、疏通经络的手法；如果身体结构错位了，就要用能调整和理顺筋骨的手法；如果手脚动不了了，应采用活血、消肿的手法。再比如，肿胀时应采用消肿的手法，感觉寒冷时，就要用能温暖疏通的手法，经络堵了就要用疏通的手法。如果手法和病因不匹配，效果可能不明显。

2. 手法的力度

按摩推拿治病的效果很大程度上取决于手法的力度，包括用力的大小、按揉的时间、治疗的频率以及疗程的数量。力度要适中，既不宜过大也不宜过小。

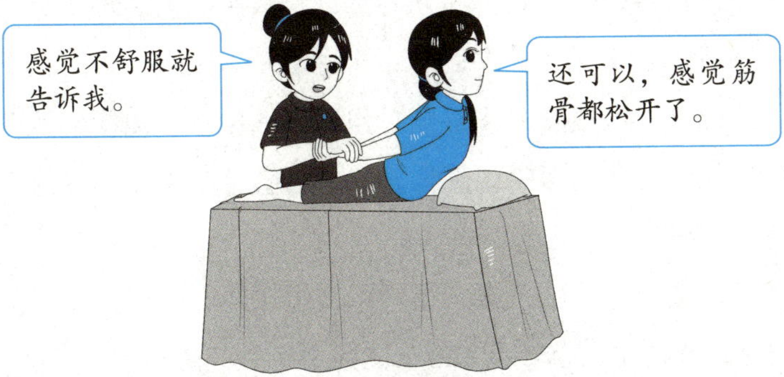

养生百科

仙人揉腹法

按摩推拿因其简单易行且温和舒适的特点，深受不同年龄段人们的喜爱。在这里，我们特别推荐一种自我按摩的养生方法——仙人揉腹法。具体的动作要领如下。

准备动作：在保持温暖的环境中，脱掉外衣、松开裤带，正身仰卧在床上，最好能够枕在一个矮枕头上，全身放松，集中注意力，调整呼吸，让舌头轻轻抵住上颚，将意念集中在丹田。

第一式：按摩心窝部。双手缓缓上提，在胸前将两手的中指、食指和无名指对接，并按在心窝部位（剑突下凹陷处），按照右→上→左→下的顺序，沿顺时针方向做圆周运动。按摩

21 次后，再按照相反的方向逆时针按摩 21 次。

第二式：回环按摩腹中线及腹两侧。用两手的中指、食指和无名指从心窝处开始，一边顺时针转动按摩，一边往下移，一直按摩到脐下耻骨联合处。然后，两手再从耻骨处向两边分开，一边按摩，一边向上回到心窝处，两手交接后停止。这个动作循环做 21 次。

第三式：推按腹中线部位。用两手的中指、食指和无名指相接，从心窝处的腹中线部位开始，一直推按到耻骨联合处，共重复推按 21 次。

第四式：右手绕脐腹按摩。用右手按照右→上→左→下的顺序，沿顺时针方向围绕肚脐按摩腹部 21 次。

第五式：左手绕脐腹按摩。用左手按照左→上→右→下的顺序，沿逆时针方向围绕肚脐按摩腹部 21 次。

第六式：推按左侧胸腹。左手叉腰，放在左边肋下腰肾处，大拇指向前，其余四指向后，轻轻捏住；右手的中指、食指和无名指按在左乳下方部位，然后以此为起点，直推至左侧腹股沟处，连续推按 21 次。

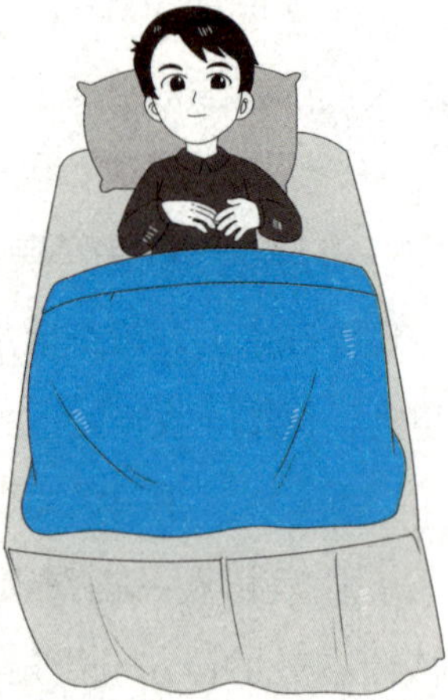

第七式：推按右侧胸腹。右手叉腰，放在右边肋下腰肾处，大拇指向前，其余四指向后，轻轻捏住；左手的中指、食指和无名指按在右乳下方部位，然后以此为起点，直推至右侧腹股沟处，连续推按 21 次。

第八式：盘坐摇转。完成前面的按摩手法后，起身盘腿而坐，即双足交叠而坐。两手拇指尖压住无名指根部横纹，其余手指自然弯曲，分别按在两腿膝盖上，双腿十趾也稍微弯曲。然后以肩胸部为轴心，由左向前、由右向后摇转 21 次，再按相反的方向（由右向前、由左向后）摇转 21 次。

思维导图

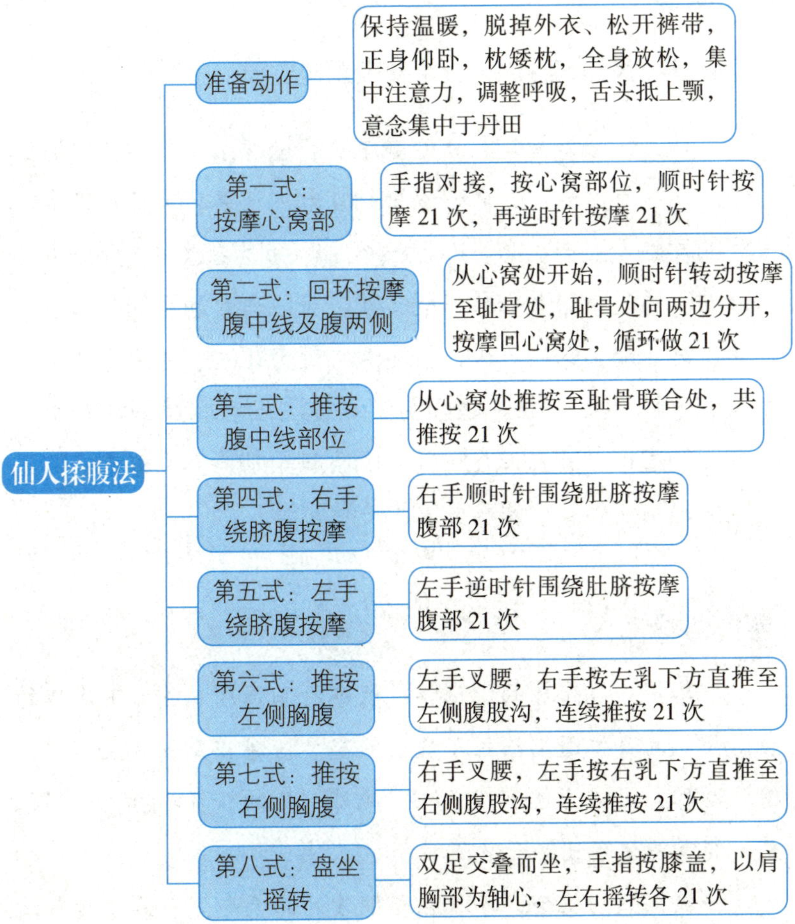

虚损的饮食疗法

健康问号

问： 为什么可以通过饮食来调理虚损状态？

答： 中医认为，人体的健康状态取决于正气的充足与否。正气不足时，人体容易受到外邪的侵袭，导致各种疾病的发生。虚损状态，即正气不足，可以通过饮食疗法来调理。通过精心选择和搭配食物，可以有效地帮助脾胃恢复正常功能。这样一来，就能达到补充正气、强化身体的目的。这种做法很好地说明了“食物滋补比药物滋补更好”的道理，它强调在日常吃的食物里加入养生的方法，既能预防疾病又能调养身体，一举两得。

病例在线

李华是一位忙碌的上班族，长期的高强度工作和不规律的生活让他的身体逐渐陷入了虚损状态。他时常感到疲惫不堪，精神萎靡，记忆力也有所下降。此外，他的肠胃功能也变得很差，经常消化不良、食欲不振。

一次偶然的机会，李华在与朋友的聊天中了解到饮食疗法对于调整虚损状态的重要性。他决定尝试一下，通过改变自己的饮食习惯来改善身体状况。

李华首先咨询了一位专业的营养师，营养师根据他的身体状况和饮食习惯，为他制定了一份详细的饮食计划。

早餐，李华会选择营养丰富的山药粥和一个苹果。午餐，他会选择一份清淡的蔬菜沙拉，配上一些瘦肉和糙米饭。晚餐时，李华会煮一碗红枣糯米粥，再加上一些清蒸鱼和炒胡萝卜。

随着时间的推移，李华感到身体健康状况有了显著改善，疲惫感减轻，精神状态明显好转，肠胃功能也得到了改善，消化不良和食欲不振的情况减少，记忆力也有所提升，工作效率随之提高。

中医解读

饮食调养

针对不同体质的虚弱情况，饮食调养应遵循一定的规律。津液亏损的人要吃能生津润燥、增加体液的食物，如柑橘、甘蔗、雪梨、新鲜的西瓜汁和一些自制的酸甜饮品。

营血不足的人要吃补血、补营养的食物，如肉、蛋、奶制品，还有猪骨汤，能滋阴养血，让身体更强壮。

如果阴精亏损，或者身体有虚热，养阴清热、补精很重要，可以吃一些味道甜带点儿咸、性质偏凉的食物，如糯米养脾胃，百合、银耳润肺生津，还有淡菜、水牛肉、龟肉、兔肉、鸭肉等药膳。

阳气不足或者体内寒气重的人，要吃益气助阳、温阳散寒的食物。推荐吃一些味道辛辣、性质温热的食物，如姜和蒜，它们有助于驱散体内的寒气。此外，适量的羊肉、黄牛肉等也具有温和的补养作用，适合这类体质的人群食用。

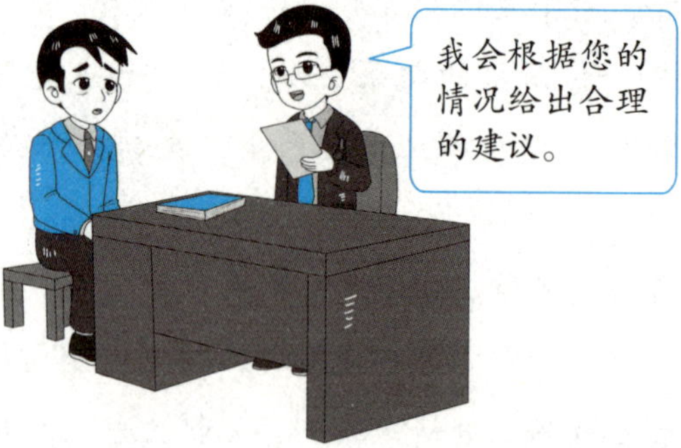

养生百科

虚损患者的饮食注意事项

1. 别吃生冷的食物

冰激凌、冰饮料这些太冷的食物，吃了会伤脾胃的阳气，让身体更虚弱。脾胃为后天之本，如果脾胃阳气不足，将影响食物的消化和吸收，身体就更难恢复健康了。凉拌菜虽然夏天吃很爽口，但虚损的人吃了可能会刺激肠胃，特别是脾胃不好的人，最好不吃。

2. 少吃辛辣的食物

辣椒太辣，会刺激肠胃，吃了可能会胃痛或者拉肚子。虚损的人身体弱，肠胃可能也不太好，吃了辣椒可能会更不舒服，营养也吸收不了。花椒要少吃，因为它有刺激性，吃了可能会上火，加重阴虚的症状。而且花椒还可能影响中药的效果。生姜也是这样，虽然对身体有益，但如果吃多了可能会让身体更燥热，阴虚火旺的人应该少吃。

3. 控制油腻的食物

炸鸡、薯条这些油炸的食品，含有较高的油脂和热量，不好消化。对于虚损的人来说，他们身体代谢慢，食用这类食物可能会消化不良或者肚子胀，营养也吸收不了。肥肉也别吃太多，否则血脂可能会升高，对心脏和血管也不好。

4. 少喝酒和咖啡

酒喝多了会伤肝、伤胃，影响身体代谢。虚损的人身体弱，可能已经存在肝和胃的问题，再喝酒可能会让病情更重。咖啡也别多喝，其含有的咖啡因会让人兴奋，而虚损的人需要多休息，喝咖啡可能会影响睡眠，让身体更疲惫。

5. 少吃太难消化的食物

粽子、汤圆这些糯米做的食物不好消化，虚损的人肠胃弱，吃了可能会消化不良或者胃痛。硬质坚果，如杏仁、腰果等难以咀嚼，也不好消化，对于牙齿不好或者咀嚼功能差的人，食用这些食物可能会加重肠胃负担。可以选择将这些坚果

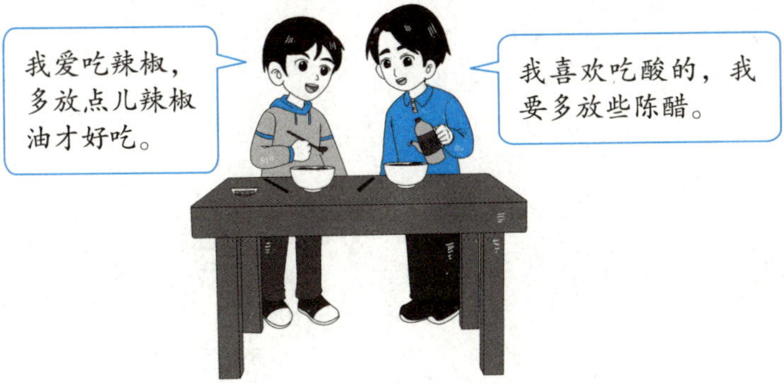
我爱吃辣椒，多放点儿辣椒油才好吃。
我喜欢吃酸的，我要多放些陈醋。

磨成粉食用，或者选择核桃、花生等更易消化的坚果。

思维导图

- 虚损患者饮食的注意事项
  - 别吃生冷的食物
    - 冰激凌、冰饮料等
    - 凉拌菜（夏天虽爽口，但刺激肠胃）
  - 少吃辛辣的食物
    - 辣椒（可能引起胃痛或拉肚子）
    - 花椒（可能引起上火，影响中药效果）
    - 生姜（吃多了，身体可能更燥热）
  - 控制油腻的食物
    - 炸鸡、薯条等（油多热量高，不易消化）
    - 肥肉（脂肪多，可能升高血脂）
  - 少喝酒和咖啡
    - 酒（伤肝、伤胃，影响代谢）
    - 咖啡（咖啡因让人兴奋，影响睡眠）
  - 少吃太难消化的食物
    - 糯米做的食物（粽子、汤圆等）
    - 硬果类（杏仁、腰果等）——替代方案：磨成粉吃或选核桃、花生等好消化的坚果

附录：八段锦

八段锦是一种通俗易学、老少皆宜的活动。为了便于大家掌握动作要领，本书特意列出了八段锦的步骤图解。

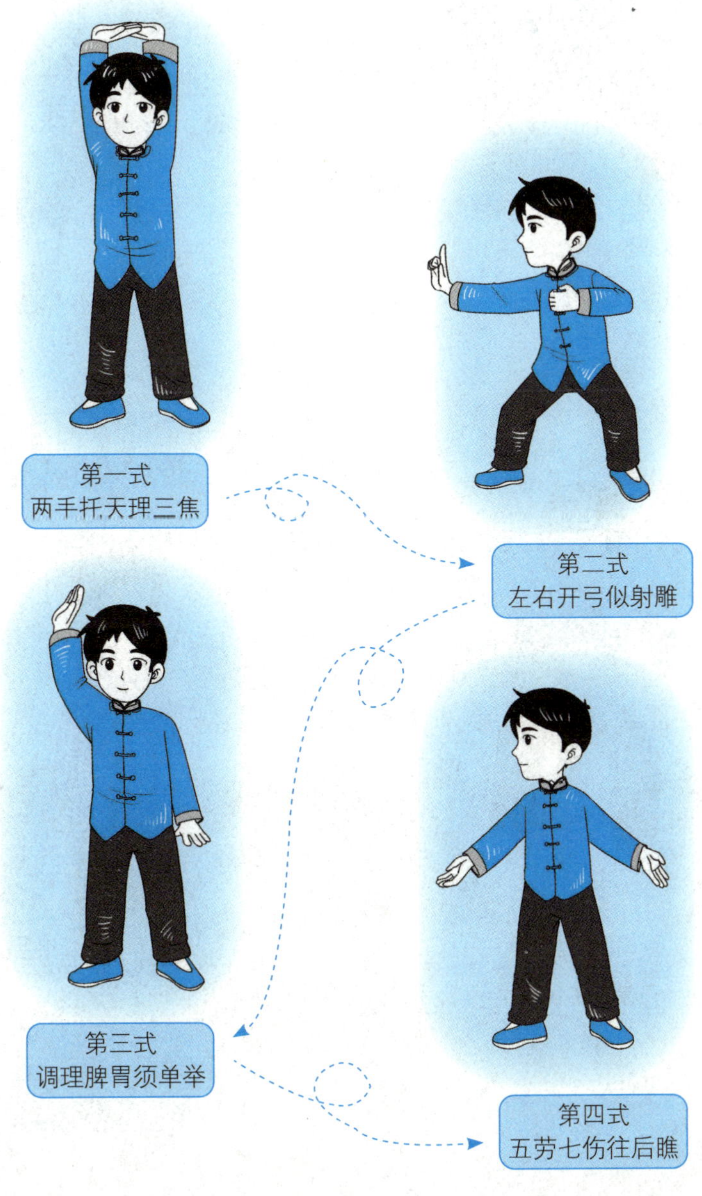

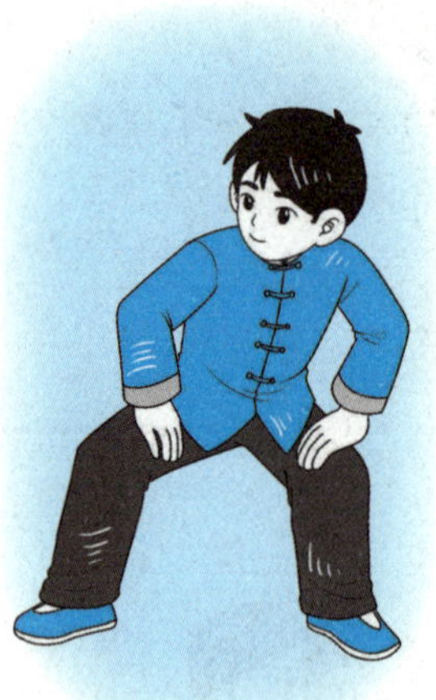

第五式
摇头摆尾去心火

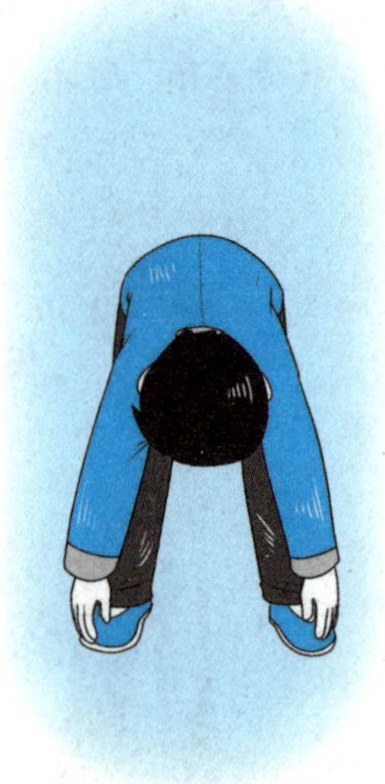

第六式
两手攀足固肾腰

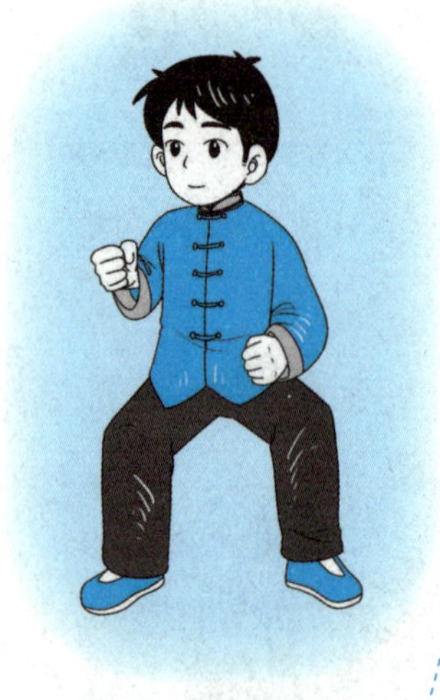

第七式
攒拳怒目增气力

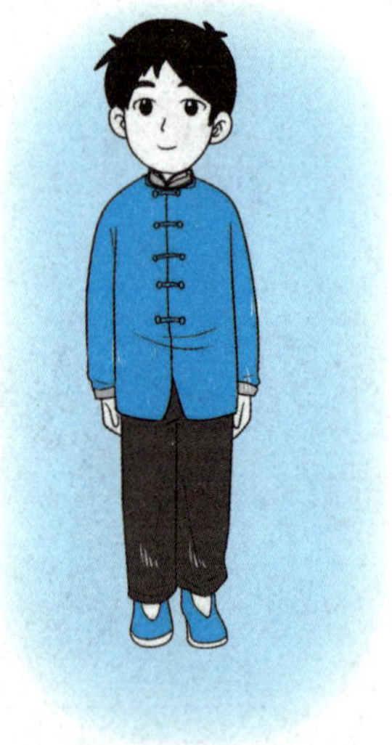

第八式
背后七颠百病消